低碳水生活

End Your
Carb
Confusion

[美] 埃里克·韦斯特曼 Eric Westman
[美] 埃米·伯杰 Amy Berger 著

王佳 译

中信出版集团 | 北京

图书在版编目（CIP）数据

低碳水生活 / （美）埃里克·韦斯特曼，（美）埃米
·伯杰著；王佳译. -- 北京：中信出版社，2022.10（2025.1 重印）
书名原文：End Your Carb Confusion
ISBN 978-7-5217-4682-2

I. ①低… II. ①埃… ②埃… ③王… III. ①饮食营
养学－普及读物 IV. ①R155.1-49

中国版本图书馆CIP数据核字（2022）第 157882 号

低碳水生活
著者： ［美］埃里克·韦斯特曼 ［美］埃米·伯杰
译者： 王佳
出版发行：中信出版集团股份有限公司
（北京市朝阳区东三环北路 27 号嘉铭中心 邮编 100020）
承印者： 北京盛通印刷股份有限公司

开本：787mm×1092mm 1/16 印张：17.5 字数：200 千字
版次：2022 年 10 月第 1 版 印次：2025 年 1 月第 3 次印刷
京权图字：01–2022-5533 书号：ISBN 978–7–5217–4682–2
定价：69 .00 元

版权所有·侵权必究
如有印刷、装订问题，本公司负责调换。
服务热线：400–600–8099
投稿邮箱：author@citicpub.com

《低碳水生活》的重要免责声明

埃里克·韦斯特曼和埃米·伯杰（以下简称"作者"）是基于"现状"提供《低碳水生活》及其内容的，对本书或其内容不做任何形式的保证。作者、出版商不承担所有如下声明和保证，包括对特定目的的可维护性和稳定性的保证。此外，作者、出版商不表示或保证通过本书得到的信息是完整的或最新的。

美国食品药品监督管理局（FDA）尚未对此产品和服务的陈述进行评估。它们不用于诊断、治疗或预防任何疾病。请咨询你自己的医生或医疗保健专家，以了解本书中提出的建议和意见。

除本书具体规定外，作者、贡献者或其他代表均不对因使用本书而导致或与本书有关的损害负责。这适用于任何形式的所有损害赔偿的责任，包括（不限于）损害赔偿，直接、间接或后果性损害赔偿，收入损失或利润损失，财产损失或损坏，以及第三方的要求。

本书提供营养与健康有关的内容。因此，使用本书意味着你接受本书所描述的术语。

请知悉，这本书是在没有事先健康检查或者讨论你的健康状态的前提下提供给你的。请知悉，本书绝对不会提供医疗意见，也不会在本书中包含任何医疗建议。

请知悉，这本书不能替代向有执照的医疗保健人员的咨询，例如你的医生。在开始任何健康改善计划或以任何方式改变你的生活方式之前，你应该咨询你的医生或其他有执照的医疗保健医生，以确保你身体健康，同时也确保本书中包含的建议不会对你造成伤害。

如果在遵循本书中包含的任何信息后遇到任何异常症状，你应立即咨询医护人员。

请知悉，本书中包含的信息不应该用于诊断健康问题或疾病，抑或用于确定任何与健康相关的治疗方案，包括减肥、饮食或运动。

请知悉，参与本书中描述的任何活动都存在风险。你采取的任何行动意味着你承担生活方式变化（包括营养、运动和身体活动）带来的所有风险（已知或未知的）以及你所采取行动可能导致的任何伤害。

在法律允许的最大范围内，你不追究作者和出版商与本书有关的任何责任，包括因使用本书而导致的任何性质的损失、费用或因本书中提供的直接的、后果性的、特殊的、惩罚性的或附带信息导致的损失，即使作者已被告知这种损害的可能性。

你使用本书即确认同意上述条款和条件。如果不同意，请不要继续使用本书，并请在销售商家规定的时间内要求全额退款。

目录

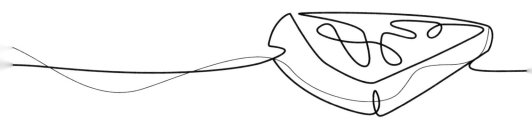

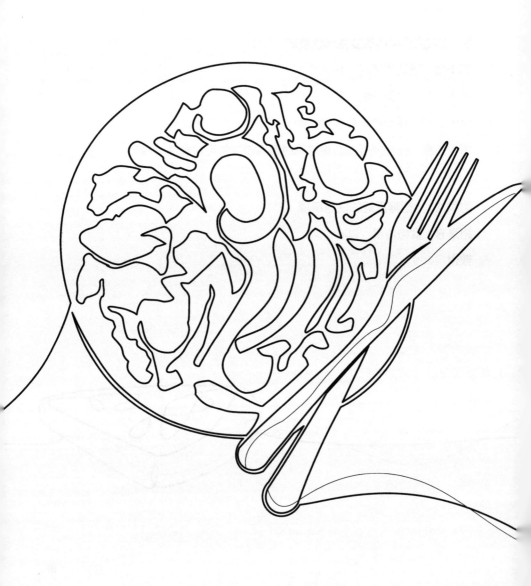

前言

关于饮食和健康的信息，如雪崩般袭来，有没有压得你喘不过气？你是否不再试图搞清楚什么才是适合你的饮食？低碳水饮食、低脂饮食、素食、生酮饮食、地中海饮食？还是反其道而行之，任由耳听眼见的一切信息——视频和播客、书籍、博客、论坛、社交媒体的推送，以及所谓专家的节目——淹没自己？也许每秒钟你都在手机上浏览，或浸没在耳机所播放的内容中，却仍然不知该向何处去。

也许你本就自我感觉甚好，对自己的镜中形象很是满意，希望确保自己坚持了正确的做法，以便长期保持这种良好的状态。也许你已经发现有些不对劲，并一直试图了解如何帮助自己。如果你感到挫败、困惑，甚至有些愤怒，要知道无论是哪种情况，都不是只有你这样。

在诊所，我每天都会遇到挣扎的患者。我从交谈中得知，他们的生活质量由于一些问题而有所下降，比如超重、糖尿病、心脏病、关节疼痛、不孕不育、疲劳、严重的胃食管反流病，以及当今许多成人——其中也许就包括你——都在遭遇的一长串其他问题。这些人当中，有的从小就随心所欲地吃，并把这些习惯带入了成年生活。他们对吃什么食物从不留心，随着年龄渐长，小时候"不成问题"的问题如今找上门来。还有的人长年累月，甚至几十年如一日地遵循着自以为有益于健康和达到理想体重的建议，最终却只换来失望、沮丧、气馁，而且比起当初，往往是体重问题和病情双双加重。

我理解这种挫败感。如果你认为自己采用的方法都是正确的，这一切就更令人发狂。你付出了大量的时间、努力和金钱去追求那些"人人都知道"有用的策略。如果超重，就减少热量摄入，一周几乎天天都踏上跑步机或椭圆机。如果有胃食管反流病，就不再碰番茄沙司、辛辣食物，甚至是钟爱的咖啡——总之不会再摄入专家说会加重这一问题的任何食物。如果患有心血管疾病，那么你可能已经毫不犹豫地按照许多医生和营养学家的建议，抛弃了红肉、蛋类、培根和黄油，改吃三文鱼、核桃、全谷物、水果，绿色蔬菜也是能塞下多少就塞多少。

然后呢？如果你感觉好多了，问题都解决了，那么太棒了！但更可能的是，你的问题并没解决。实际上，情况可能更糟了。但这并不是你的错。我再重述一遍：这不是你的错。

当你听取了建议，然后得到了糟糕的结果，那么这是你的失败，还是那些建议有问题呢？借用一句我喜欢的话，"这不是你的错，但你有责任"。然而，只有了解有效的选项是什么，才能做出有效的选择并为此负责。如果一种做法并不奏效——特别是当它一而再，再而三地不奏效时——你还应该更加努力地坚持下去吗？或者退后一步，换个角度看待问题才是更聪明的做法？掌握了更优质的信息，你就可以换一种更优良的策略。这才是你该负责任的时候，或者更准确地说，是你该掌控的时候。当你可以使用实时更新的全球定位系统时，为什么还要用一张五十年前的过时纸质地图呢？更好的导航可以让你前往目的地的旅程更加轻松，这对你的爱车和身体同样适用。

但什么是营养学的全球定位系统呢？哪种方法适合你呢？面对堆积如山的营养学和健康类书籍，你会不会像被车前灯照射的鹿一样，感到无所适从呢？你会不会从最爱的线上书店大肆采购书籍，把买回来的书囫囵吞枣地读一遍，结果比之前更加迷茫？你会不会在网络上关注了五个、八个、十个甚至二十个专家，他们全都看起来振奋人心、无比健康，但推崇的做法大相径庭？

事情并不是不可改变的。人们并非一直被病痛折磨、不堪重负，你完全可以摆脱这种感觉。

二十多年来，我一直帮助人们减重和逆转慢性疾病，恢复他们的精力和对生活的热情，现在我将与你分享我的经验。第一件也是最重要的一件事是，你要知道这很简单。那些饮食和健康类书籍的篇幅有时令我震惊。四百页？怎么可能这么复杂？而且谁又有时间读那么多？来到我的诊所就诊的人都有工作、家庭、责任和承诺。他们需要的是直截了当和简单易懂的信息。

有的人想了解细节。他们想要弄懂这门学科，比如每个分子的名称、每个生化过程的来龙去脉。但大多数人情愿把这些留给高中生物课。我的患者常常说："你就告诉我该怎么做吧，医生。"

而我正打算这么做——在你的帮助下。

无论你是要降低体脂，改善健康状况，还是要找到一种可持续的饮食方式以保持终身健康，从而逃离每三十秒刷新一波的饮食潮流，都可以让这本书成为你的全球定位系统，从而帮助你找到合适的策略。

要记住，只有明确你从哪里来，要到哪里去——也就是当前位置和目的地，全球定位系统才能发挥作用。这就是你该发挥作用的时候：你最了解自己的身体，就如同你最了解自己的车。你知道自己去过哪里，多年来经历过怎样的颠簸和坑洼，有过哪些剐蹭。如果一路驶来已经承受了好几条伤痕，变得锈迹斑斑也没关系；我们都不是崭新锃亮的出厂状态。但我们会共同努力，尽可能帮助你变得焕然一新，疾速奔驰。你不需要一个全新的引擎，也许仅仅需要换一种燃料。

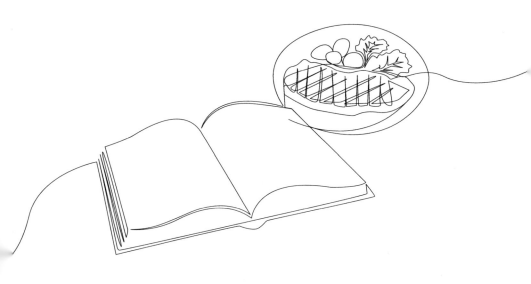

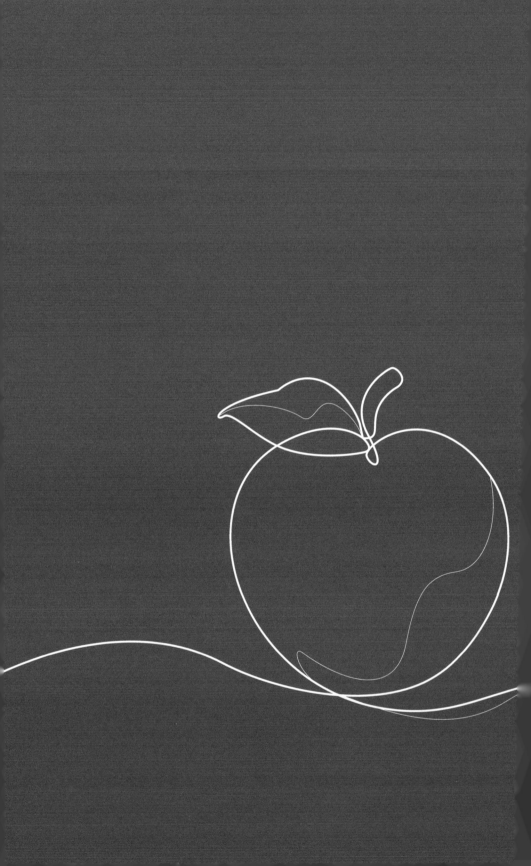

1

何以至此

第一章

为什么现有的饮食和健康策略失败了

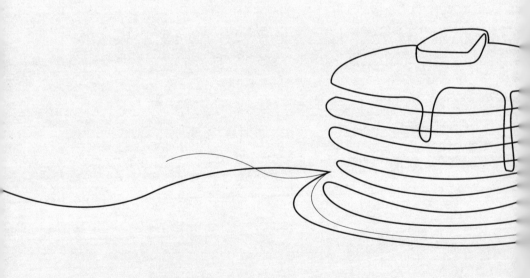

我们不难发现这种危机的存在。环顾左右，必定能发现许多人没有达到应有的良好健康状况。如果在机场、购物中心、咖啡厅观察人群，你就会发现肥胖、2型糖尿病、慢性疼痛和疲劳、心理健康障碍等各种问题毫无疑问已成为流行病，偷走了人们的寿命和生活质量。人们的死亡年龄有所下降，而受到超重、关节疼痛、慢性消化不良、胃食管反流病、皮肤问题、不孕不育、焦虑、抑郁、睡眠问题和没完没了的其他疾病的影响，这些人的生活幸福感也不及预期。

然而，"偷走"这个词并不准确。小偷会趁夜间溜进来，拿走你所有的贵重物品，在一夜之间改变你的生活，而当今许多人面临的健康问题是慢慢显现、日积月累的。你不会在数月甚至一周里就增加一二十或四五十千克体重；也不会只因在最爱的早餐店喝了一杯巧克力奶昔，或吃掉一大摞加糖浆的煎饼，血糖就失去控制。这些问题有时是经过数十年积累形成的。更糟的是，这些问题显现得如此缓慢，等你真正注意到时，情况已经失控了。

何以至此呢？

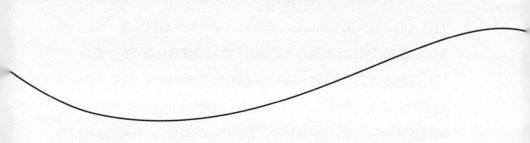

对膳食脂肪的恐惧导致肥胖和 2 型糖尿病流行

我开门见山：正是被推崇了几十年的那些食物——脂肪含量低、碳水含量高的食物——让你整天感到饥饿和易怒。你缺乏吃饱喝足的满足感，因为那些食物无法为你提供蛋白质和脂肪，而这两者才能让你连续几小时感到饱腹和满足。当你屈服于饥饿感——这种自然和正常的进食内驱力——你就会感到挫败。医生和营养学家告诉你要少吃，你却总是饿得受不了，根本做不到少吃。

我在前言中说过，现在重述一次：不是只有你这样。有些人终其一生都在围着食物打转。早饭时，他们在考虑午饭吃什么。午饭时，他们琢磨晚饭吃什么，而在两餐中间，还要穿插零食，关于食物的想法一整天时不时蹦出来扰乱思绪。这是不正常的吗？或者这真的是你应该期待的感觉吗——遵循那些建议却困在无限的饥饿循环中？卫星出故障就会失去信号，全球定位系统也会离线，你就会迷失方向，原地打转。

过去几十年来，人们一直被建议从碳水中获取身体所需的大部分热量。谁能忘记那个标志性的食物金字塔呢？其中面包、意式面食、大米、麦片和其他淀粉谷物都位于金字塔底部。然而，仅仅两代人之前，人们还以牛奶表面那层丰厚的奶油来判断牛奶的质量，那时，肥胖、2 型糖尿病和困扰当今人们的大多数其他健康问题还很少见。

在跑步机上漫无目的地跑步和模拟爬楼梯来运动，这些主意会让我们的祖父母觉得好笑。这是自然的，如果你的祖父母或曾祖父母是农民或体力劳动者，他们每天可以完成大量运动。体力活动是他们日常生活中再自然不过的一部分。但如果你在照片中见过 20 世纪五六十年代乘坐公共交通工具前往市区上班的人，就会发现在这些场景中也很少有超重或肥胖的人。所以仅仅几十年前，即便在工作中需要久坐的人群也大多较为精瘦，2型糖尿病和其他代谢类疾病的发生率也较低。

那我们应当如何看待蹒跚学步的孩子的肥胖现象呢？我指的不是胖乎乎的婴儿，他们本该是那样。我指的是真正的幼儿和青少年肥胖——威胁健康的超重。有的儿童还被诊断为脂肪肝——过去这种病症专属成人，更确切地说，是专属大量饮酒的成人。现在不饮酒的成人和儿童也可能罹患这种病。

这是怎么回事？如果一个蹒跚学步的幼儿患有肥胖、2型糖尿病、脂肪肝或其他严重的健康问题，这完全是孩子的错吗？他们应当在子宫中就少吃多动吗？我们不能只是说这些幼儿运动不足，而是要给出更有说服力的解释。在这些问题背后还有更深层次的原因，幼儿不应当计算热量，你也不应当。

少吃，多动？

如果你多年来一直在为减重挣扎，那你一定对这四个字再熟悉不过了：少吃，多动。表面上，这个建议听起来完全合乎逻辑。如果摄入的热量少于身体所需，那就一定有其他来源的热量填补这一缺口，对吗？这个来源岂不是非存量体脂莫属了。

这听起来很合理。但很遗憾，实际并非如此。数学适合计算器和电脑，但不适合人体，热量的概念也具有误导性。热量描述的是某种食物中存储的能量，以及代谢这种食物所能获得的能量，也就是通过分解食物为细胞提供的能量。问题在于，热量是用一种叫作弹式热量计的仪器计算的。你可以把这种仪器看作一个盒子，盒子内部与外部世界没有任何互动。当你把食物放进盒子，盒子就封闭了，里面的食物持续燃烧直至消耗殆尽，即被完全地分解。

这叫作封闭系统，很适合物理实验。然而，人体不是一个封闭系统。如果有人试图援引"少吃，多动"，并用热力学定律向你解释热量的计算方式，那么他们对基本前提有所误解：热力学第一定律仅适用于封闭系统。

身体不是一个封闭系统，而是一个开放系统，因为你与环境之间存在互动。你会呼吸、出汗、排尿、排便、排气，你会散失热量、水分和二氧化碳等。这么一来，你就会发现热量的概念其实并没那么有用。

热量这一概念的另一个缺陷与它的计量单位有关。想想"克"这个计量单位。卡路里计量热量，而克计量重量，正如米和千米计量距离，而杯和升计量液体体积。100 卡路里的油梨与 100 卡路里的蜂蜜含有的热量相当，正如 1 000 克砖与 1 000 克羽毛的重量相当。但如果你要建造房屋，1 000 克砖与 1 000 克羽毛就大不相同了。一个对你大有用处，另一个则完全是浪费空间。此一克就是彼一克，但那些重量由什么组成和你能用它们来做什么就大相径庭了。

回到关于热量的讨论，不同种热量的生化和激素效应完全不同。100 卡路里的油梨和蜂蜜提供的热量完全相同，但这并不重要。因为你的身体并不是围绕热量而是围绕各种激素、酶以及代谢过程运转的，这些代谢过程的反馈回路的复杂程度堪比国际空间站的建造蓝图。

现在我从一个更有趣的角度来研究热量。即便了解到热量的概念应用于人体时存在重大缺陷，我还是采用一个通用规则继续论述，即每克脂肪能够提供 9 卡路里，而每克碳水或蛋白质能够提供 4 卡路里。那么 1 克脂肪为你提供的热量约是 1 克碳水或蛋白质的两倍。考虑到这一点，当你需要通过减少热量摄入来减重时，限制高脂肪食物的摄入，转而用蛋白质和碳水填饱肚子似乎是合理的。在此背景下，增加蛋白质摄入比较困难，因为大多数天然蛋白质都伴随着脂肪，比如牛排、猪排、鸡腿或三文鱼，除非你只吃金枪鱼罐头、去皮鸡胸肉、蛋白和蛋白质奶昔。这些富含蛋白质的食物常常脂肪含量也高，因此热量也较高，碳水似乎是减少热量摄入的较好选择。如果你真想加足马力减肥，低脂肪、高碳水饮食配合大量运动应当效果超群。遗憾的是，说起来容易做起来难。

> 如果你真想加足马力减肥，
> 低脂肪、高碳水饮食配合大量运动应当
> 效果超群。遗憾的是，
> 说起来容易做起来难。

"少吃，多动"听起来太符合逻辑了，因此超重人士将它奉为金科玉律。但这条建议忽视了基本的生物学原理，就像让汽车用更少的油，跑更远的路。这么做，在公路上行不通，在你的身体里同样行不通。

如果减少油箱中的油量却想行驶更远的距离，最终油箱将空空如也，而你也会滞留在路上，哪儿也去不成。身体可聪明多了，它能够代偿热量的缺口。如果你打算一边不断增加运动量，运动、运动、再运动，一边不断减少燃料供给（少吃，多动），你就会燃料耗尽并趴窝。为了保护你、避免这种情况发生，身体会减缓代谢，避免热量耗尽。

你可能习惯性地认为要刻意通过体育运动"燃烧热量"，比如散步、跑步、游泳、骑自行车、举重等。但身体全天都在燃烧热量，甚至在睡觉时也不停止。身体将制造的大部分热量用于维持生命。这可能就是你听说的基础代谢率。细胞会将巨大热量用于肉眼不可见的过程，而这些过程所消耗的热量总和远远大于长时间剧烈运动的合理消耗。当你强迫身体进行运动，却不提供足量的燃料，身体就会减缓消耗以避免燃料耗尽。一旦减少了代谢过程的热量供给，代谢率就会下降。

这时，过去足以使你控制体重或减重的食物量就会变得冗余。依照热量体系，你就得吃得更少才能减重。但很可惜，由于代谢率变低了，吃得更少也无法减重，你就认为需要多运动。这个恶性循环就这样持续，直到身体和精神都垮掉，或你因受够了挫折而放弃，然后你开始埋头大嚼特嚼比萨。这就是"少吃，多动"的结果。

饥饿

以淀粉质碳水为基础、脂肪含量较低的饮食，最大的问题并不在于热量的概念存在缺陷。真正的问题是饥饿！无论你的目的是减重、改善血糖、降低血压，还是解决其他问题，都不能坚持一种使你持续处于饥饿状态的饮食方式。任何人都无法坚持。

　　长期坚持一种使你持续处于饥饿状态的饮食方式，就像要求你无视呼吸的需求，需要吸入空气的时候却偏要抵抗。短时间内这种方法可能奏效——屏住呼吸只能坚持几秒钟，饿肚子也许能坚持几周或几个月——但最终生物学会胜出，你还是得呼吸或满足食欲。你会一头扎进薯片袋、饼干盒、糖霜桶或其他你假装看不见的美食中。你只能短时间抵御基本的生理驱动。你知道吗？本就没必要去抵御。

　　问题不在于意志力或自律。你只能屏息几秒钟，有的人经过训练能够屏息几分钟之久，但再强大的意志力也无法使人在需要吸气时不吸气。当身体和大脑强烈渴望食物，再强的自律也不能阻止你吃东西。你可以抵抗饥饿，但最终每次都是生物学获胜。不要为屈服于生理驱动而难过，那是几百万年前就注定的。

> "少吃，多动"听起来太符合逻辑了，
> 因此超重人士将它奉为金科玉律。
> 但这条建议忽视了基本的生物学原理。
> 就像让汽车用更少的油，跑更远的路。这么做，
> 在公路上行不通，在你的身体里
> 同样行不通。

　　如果不对抗而是顺应生物学，使其为你所用呢？如果存在一种饮食方式使你不会总是饥肠辘辘呢？如果每顿饭、每次外出就餐和每个社交场合不再那么难熬呢？

这种饮食方式是存在的，改变生活饮食法会指出适合你的饮食方式。你将能够与自己的生物本能和平相处，与它握手言和、共同努力，而不是每次都迎头撞上去，搞得遍体鳞伤。你还有一种选择：采用一种能够控制饥饿感和食欲的饮食方式，这样就不用与这些感觉对抗了。一旦对食物的渴望消失了，你就不必动用意志力来与其对抗了。改变生活饮食法会为你指明方向。

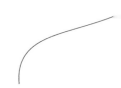

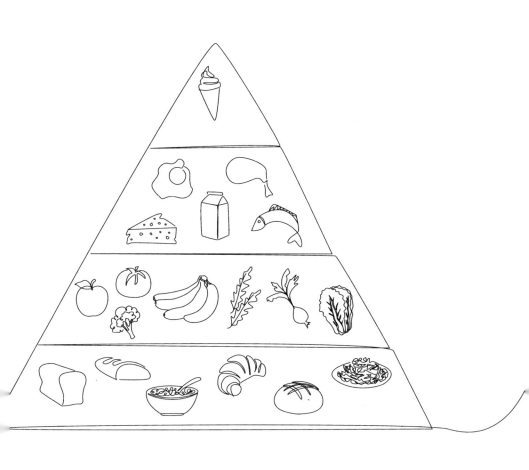

第二章

糖：抢劫犯、破坏者、摔跤手

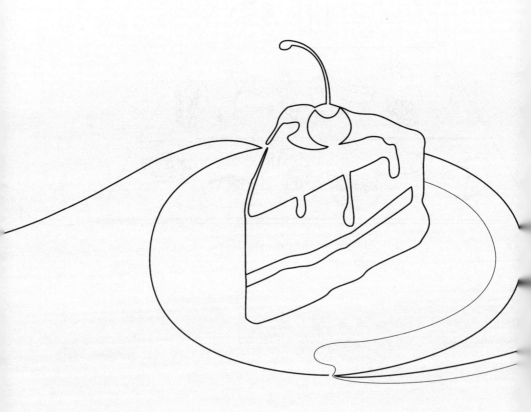

为什么那么多人永远渴求高碳水饮食？其中各种激素的作用远大于热量的作用。

吃碳水会使血糖升高。某些类型的碳水对血糖的影响比其他类型更显著，但一般来说，碳水对血糖的影响大于蛋白质和脂肪对血糖的影响。血糖升高会促使胰腺分泌胰岛素，这种激素有助于降低血糖。胰岛素的作用远大于此，我留待下一章详述。这一系统对有的人来说运行完美。进食后短时间内，他们的身体就能制造数量恰好的胰岛素，使血糖值回归正常。而另一些人的胰腺比较激进，会在摄入碳水尤其精制碳水后，分泌超量的胰岛素，将血糖水平降得过低，导致低血糖。还有的人面临其他问题：他们的胰腺会分泌大量胰岛素，但血糖水平居高不下。

精制碳水没有官方定义。你可以将其理解为从天然食物中提取的糖类和淀粉质，经过浓缩加入其他食物中，或者是被加工成身体更易吸收的糖类。这种精制工序通常也会剔除碳水密集型食物中的纤维、水分、维生素和矿物质，所以吃精制碳水时，身体只能获取大量碳水，却得不到全食物中的其他营养成分。例如，冰糖和果葡糖浆属于精制碳水；贝果、意大利面食、曲奇、薄饼干、烤糕点、松饼、皮塔饼、墨西哥炸玉米片和早餐麦片，即便是用全谷物做成的，也都属于精制碳水。我会在第四章详述。

如果你曾感受到"饿怒"——饥饿又生气的感觉，那么这是低血糖在作怪。你会感到易怒、焦虑、心跳加快，甚至头晕、恶心、头脑不清晰。最主要是感到饥饿！这种感受还伴随恐慌——必须马上吃东西的紧迫感！如果你体验过，要知道错不在你。问题不在于身体，而在于你吃的食物。

对碳水很敏感的人很难少吃一餐或不加餐。好心的医生或营养学家可能会建议他们通过加餐或少食多餐来"保持血糖水平"。这个建议会适得其反，使问题长久存在。几个小时加餐一次能够短期缓解症状。如果血糖过低，那么吃东西，尤其是吃碳水，确实能够迅速升高血糖。但为什么不解决根源问题，确保血糖不再过低呢？

> " 如果你曾感受到"饿怒"——饥饿
> 又生气的感觉，那是低血糖在作怪。
> 你会感到易怒、焦虑、心跳加快，甚至头晕、
> 恶心、头脑不清晰。最主要是感到饥饿！
> 这种感受还伴随恐慌——必须马上吃东西的紧迫感！
> 如果你体验过这种感受，要知道错不在你。
> 问题不在于身体，而在于你吃的食物。 "

如果摄入高碳水餐食或零食后，洪流般的胰岛素会导致血糖水平过低，那么为什么不停止摄入这些碳水呢？请你这样想：如果厨房水槽因下水道堵塞而溢水，怎么处理才合理呢？是继续打开水龙头，用水桶往外舀水，使舀水的速度快于水溢出的速度，还是关闭水龙头，

疏通下水道更好呢？你可以通过应对尖锐状况来度过眼前的危机，但只有从源头入手才能解决根本问题。远离血糖过山车的办法是一开始就不要登上去。

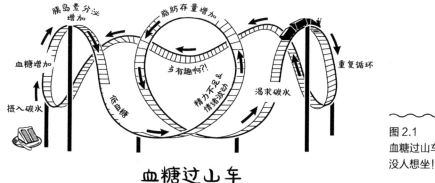

图 2.1
血糖过山车：
没人想坐！

抢劫犯：糖抢夺营养素

糖会让你一整天都体验饥饿感、精力水平、情绪和头脑清醒度的跳跃变化，但这还不是糖的全部罪名。仅仅这些原因就足以让大多数人在吃高糖食物前三思，但事实上，情况还要严重得多。糖被称为"空热量"，这说明与维生素、矿物质、氨基酸、必需脂肪相比，糖的营养为零。它虽能提供热量，但作用也仅限于此。空有热量，却不能提供营养补偿。啥都没有，毫无价值。更糟糕的是，糖还会偷走身体中的营养素。

身体代谢食物，也就是将食物分解并转化为热量——身体需要某些维生素和矿物质。其中涉及的各种生化反应不是魔法般凭空发生的；

它们需要镁元素、锌元素、维生素 B 等物质，但糖无法提供这些物质。糖就像一个参加聚会的"客人"，两手空空而来，大肆破坏一番，然后带着一件传家宝偷偷溜走。这样的"客人"可不受欢迎！

说到健康，精制糖无法为身体提供代谢它所需的各种维生素或矿物质。所以糖只提供热量，不含任何营养素，还会增加身体对营养素的需求，这些营养素只能从其他来源——食物或身体储存的营养获取。这些营养缺口可能会加剧其他健康问题。也许营养不足还不至于引发显著的营养缺乏症。还记得高中健康课上讲的坏血病吗？它就是牙龈出血的海员患的那种病。但你可能严重缺乏某种关键营养素，这会损害健康或加剧现存的问题。有句人们常说的话很有道理——现代人饮食过度却营养不良，食物虽然充足，但不是所有食物都有营养。热量过多，营养素不足。

天然含糖或淀粉的全食物与此不同，因为它们在提供碳水的同时，也提供其他营养素。例如，红薯、甜菜、扁豆、胡萝卜、冬南瓜、黑豆等，至少含有身体在代谢食物时所需的某些营养素，对整体健康有益。即便如此，如果你有严重的健康问题或体脂过高，天然含糖或淀粉的食物也可能不适合你目前的状况，因为碳水含量过高。第四章会详述。

破坏者：糖破坏健康

之前许多医学和营养学专业人士认为，糖分摄入过量最严重的后果是龋齿。而现在我们已经了解到，摄入过量糖分会造成其他许多问题，相比之下龋齿不过是如公园散步一般的小事，至多是到牙科诊所一游。糖的破坏力远远不止损坏牙齿而已。全身的器官和组织都无法逃脱过量糖分的负面影响。如果你身患 2 型糖尿病，或曾目睹亲人受这种病的荼毒，你就会充分了解慢性高血糖的破坏性。它会影响肝、肾、眼睛、心脏和血管、大脑、神经、皮肤，甚至前列腺、阴茎和卵巢。全部会遭殃。

怎么确定自己是否患有慢性高血糖呢？在做健康检查时，标准的血液检查就包含血糖测量。通常测血糖需要空腹——早晨，除了喝水，没有摄入其他饮食的状态下前往医院或诊所抽血。这样测的就是空腹血糖，这是一个有用的指标，但也有一些缺点。

有几种原因可能会使空腹血糖轻度升高，从而使你和医生误以为你的健康状况比实际情况糟糕。如果你在前往医院的路上遭遇堵车，或在抽血采样前遇到其他有压力的情况，血糖就可能略高。如果血糖仅稍微高于正常水平，你可能完全不需要担心。但如果血糖非常高，那么你可以查看一下血液检查的其他方面，看看是否存在更严重的问题。

> 过去我们以为糖分摄入过量
> 最严重的后果是龋齿。而现在我们
> 已经了解到，摄入过量糖分会造成其他许多问题，
> 龋齿是其中最不值一提的。

但是，空腹血糖正常也不一定表示血糖控制和代谢状况完全没问题。许多人空腹血糖正常，但餐后特别是高碳水的一餐后，血糖就会

大幅升高，并且持续数小时处于高位。对有些人来说，血糖在吃零食或进餐前会降至正常，而再次进食后血糖会升至更高。在这种模式下，即便在医院或诊所测量的空腹血糖正常，在一天的大部分时间里血糖也都很高。另一项化验可以作为空腹血糖检测的补充，叫作糖化血红蛋白。让我们来看一下。

如果你理解"糖化"这一概念，就更容易将血糖升高与自己或身边的人遇到的健康问题联系起来。"糖化"与"血糖"这两个词听起来有相似之处，这是有原因的。糖化过程就是身体结构——组成细胞、器官、组织、腺体的蛋白质和脂肪被糖搞黏糊的过程。想象一下：被夏日艳阳晒化的硬糖或棒棒糖把所有东西都粘连成厚而黏的一团。现在，设想它发生在血液、血管、肌肉和其他组织上，你就对糖化有所理解了。

糖化的蛋白质，就是被糖分破坏的蛋白质，它无法正常工作。如果体内的蛋白质无法正常运转，那么你也无法正常运转。如果你有糖尿病，很可能你每次就诊时医生都会要求你做糖化血红蛋白化验；即便你没有糖尿病，可能也做过多次这种化验。糖化血红蛋白化验不仅测量空腹血糖，还测量糖化的血红蛋白，也就是血液中被糖粘连的血红蛋白比例。糖化血红蛋白化验能够表明过去三个月左右的平均血糖值。虽然实际原理要略复杂一些，但总体来说，糖化血红蛋白越高，血糖就越高。

不仅血液会被糖化，血液流经的血管也容易被糖化，因此糖尿病患者常常被眼睛和肾脏问题困扰。眼睛和肾脏含有细小的血管，这些脆弱的血管极易被血液中的糖分损坏。糖尿病是美国成人失明和发生肾衰竭的第一元凶。眼睛里的血管受血糖影响显著，因此有时是眼科医生先发现患者患有糖尿病，患者甚至不需要做血液检查。在检查患者的视网膜时，眼科医生就能够发现血糖造成的损害。即使是较粗大、坚硬的血管，例如动脉，也会受到慢性高血糖的影响。心血管疾病就是关于心脏肌肉和血管的问题，是 2 型糖尿病患者的主要死因。这并不是饮食中的脂肪或胆固醇造成的，而是糖分引起的。

许多糖尿病患者遭受的神经损伤或神经病变也是糖化的血管引起的。被高血糖损坏的血管无法胜任向组织输送血液的任务。这些血管距离心脏越远，受到的影响就越大，因此神经病变引起的严重疼痛、刺痛或麻木通常在足部。

慢性高血糖还与勃起功能障碍有关，这可能会令你大吃一惊。没错，伙计们。如果你面临此类问题，要明白这既不是性欲的问题，也不是因为你的伴侣缺乏吸引力。因为向阴茎输送血液的血管无法正常工作，缺少冲向阴茎的充足血流，所以就无法勃起或维持勃起状态。勃起功能障碍是心血管问题，它预示着血管已经开始受到慢性高血糖的损害，虽然可能还要很久才会出现全面的心血管疾病或 2 型糖尿病。对于年轻男性来说尤其如此，他们在勃起方面原本不应当有问题。如果你是一个患有原因不明（你想不出抑郁或相关部位的身体创伤等原因）的勃起功能障碍的年轻男性，那么你必须认真对待。通常这是一个预警——你的血糖太高了。好消息是，这很容易解决。改变生活饮食法能够帮助你。

偏头痛患者可能对血糖的快速波动特别敏感。对于敏感人群，多种原因都可能引发偏头痛，例如气压变化、多种气味（香水味、蜡烛味等）、环境中化合物和血糖的起伏波动。情绪失调是与血糖不稳定相关的另一类问题。像偏头痛一样，焦虑的诱因也有很多，但血糖的大幅波动对有些人来说是一个重要原因，特别是低血糖，它会触发愤怒或恐慌。如果你患有低血糖，了解情况的家人可能会在你发作时勇敢地建议你吃块糖或喝杯果汁，因为糖分能够使你平静下来。当然，血糖骤降并不是因为当时缺乏糖或果汁，而是因为你早先摄入的高碳水食物或饮料。

摔跤手：糖攫取控制权

即便你对体重很满意，并且没有其他健康方面的担忧，糖分也仍然可能成为问题。毋庸置疑，糖上瘾是真实存在的。如果你身体很健康，但你觉得自己像糖的奴隶，那么糖上瘾正在侵蚀你的精神和情绪健康。也许你会在上下班路上拐弯去买甜甜圈。也许车里散落着糖纸，或者你背着另一半和孩子偷偷藏了一批甜食，生怕别人知道你吃了多少垃圾食品。如果吃甜食的习惯令你感到羞愧或失控，那么甩掉这个包袱绝对是实行无糖饮食的绝佳理由。

很少有人能控制住自己只吃五颗软糖豆或两块曲奇就合上袋子，然后全天都不再去想。许多人面对糖都会失去控制，根本无法暂停。如果你一吃糖就停不下来，祝贺你，你是人类！任何人都无法只吃一口就停止。

> 如果你一吃糖就停不下来，祝贺你，你是人类！任何人都无法只吃一口就停止。

甜食被人为设计和制造得具有成瘾性。整个产业都致力于研究甜食的口味和口感，以诱惑消费者不断地回购、再回购。食品生产商的生物学和生理学造诣比某些医生更深，他们利用这些知识来绑架你的胃口。糖与脂肪结合会更令人难以抗拒，再加入调味剂，就越发如虎添翼。你不会直接吃掉七茶匙食糖，但如果等量的糖伪装成冰激凌、焦糖糖果、麦片或奶昔，你就能毫不费力地下咽了。你也许不会吃混合了油或黄油的糖，但糖加上面粉、鸡蛋和可可粉做成巧克力杯子蛋糕或布朗尼，就会变得无比诱人。

吃甜食时，你会觉得它们无比诱人。

糖让你与自己较劲。你在脑海中万般纠结，不惜一切手段，只为占得先机，智取糖这一对手。你的内心独白可能是这样："我该吃？不该吃？还是喝杯水转移一下注意力吧。刷刷牙吧，清洁过口腔就不会想吃东西了。也许我可以只吃一个。但我很清楚只吃一个是不可能的。不，这次不一样。"剧透警告：没啥不一样。

拳击的比喻很贴切。糖是一个可怕的对手，它永远不会让你取胜。为什么不放弃反抗呢？走出拳击场吧。当它准备对准你的脑袋来一记迅猛的右勾拳时，你不必继续朝它猛击。趁你的脑袋和健康还完好无损，离开这场比赛吧。

我说过吃糖时你会觉得它无比诱人，此处重点是"吃糖时"。你对自己吃的东西有一种渴求。吃糖会使你想吃更多糖。填充嗜糖怪兽的胃口并不会使它餍足地走开，只会使它胃口大开，越吃越想吃。有人会建议想吃什么就吃什么，甚至你头脑中的声音也会这么说："吃吧。一次吃个够就不会那么想吃了。"但这个建议奏效过几次呢？恐怕不多。当你屈服于对糖的渴求，你就没有一劳永逸地清除这种渴求，而

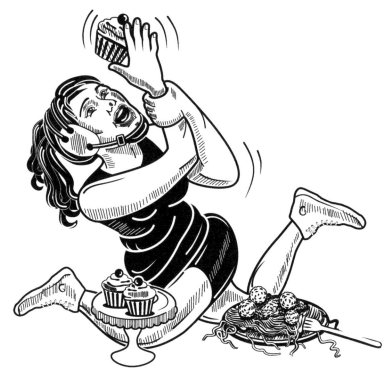

图 2.2
想在与糖分的摔跤比赛中胜出吗？那就压根儿别踏入摔跤场！

是使它继续循环下去。你获得了一时的满足，五分钟内不会再想吃，但几小时后呢？明天呢？下周呢？你又会想吃甜食了。这个循环会不断重复。

请离开拳击场，不再恋战。当你不再喂食嗜糖怪兽，总有一天它不会再要求投喂。我说过，如果渴求消失，你就不需要动用意志力去抵抗那些渴求。

我知道没有糖的生活听起来如神话般不可思议。你真的能不再天天被各种渴求左右，不再因屈服而懊恨，或不再因抵抗身体和头脑的渴望而筋疲力尽吗？是的，这是可以做到的。我每天都在见证患者的成功实践，他们常常向我反馈，做起来比想象的容易得多。让糖知道谁是老大，把它赶出你的生活。改变生活饮食法会教给你正确的方法。第六章有助于确定哪个阶段适合你。

> 你对自己吃的东西有一种渴求。
> 吃糖会使你想吃更多糖。
> 填充嗜糖怪兽的胃口并不会使它餍足地走开，
> 只会使它胃口大开，越吃越想吃。

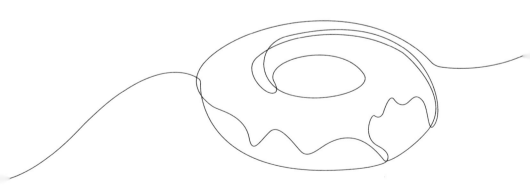

从暴食、罹患自身免疫性疾病、大把服药，到重获控制权并停止服药

我感到暴食和挨饿的冲动消失了。

早在九岁、十岁时，我的斗争就开始了。现在我清楚自己从不是真的超重，当然更不是肥胖，但自从四年级时经历了严重的霸凌，我知道自己的外形与周围人不同。我比任何人体格都大。是的，那个小小的我自认为比"任何人"都庞大。五年级时，同班同学的一句议论使我更加坚信我是个"胖子"。从那一刻起，我发誓要不惜一切代价，变得像所有人那样"皮包骨头"。

接下来整整八年里，我尽一个小孩的全力节食。我照搬朋友的饮食，心想"如果我像他们那样吃，就会像他们那么瘦"。高中时，我成为多能运动员，体形很棒，但自我感觉还是不够好，自认为体格偏大。服用非处方减肥药和每周跑一百多千米成了常态。即便如此，我还是太壮硕。

你可能认为一旦我长大成人，大脑完成发育，就会停止这些荒唐的行为。恰恰相反，情况变得更严重了。因为成年工作后，我能够接触到更多资源了！互联网更加普及。我仍在服用任何能到手的非处方减肥药，而且可以谎报病症，从网上药店获取处方减肥药。真是令人兴奋。这些所谓的"药店"寄给我的到底是什么药，我一无所知，也根本不在意。我把这些药统统吃掉。我还尝试过五花八门的商业化饮食方式，无一奏效，哪一种都没能坚持。

暴食和挨饿成了我的生活方式。长达二十五年里，我连续数周甚至数月暴饮暴食，然后又挨饿长达三周。暴食的一天从上班路上开始：上班路上到甜甜圈店买一个奶油奶酪贝果（当然是低脂的）和甜甜圈；在从甜甜圈店到附近快餐连锁店的八分钟内，我就会把刚买的食物全部吃光；到快餐店，我会点两份培根、鸡蛋、奶酪饼干和两个鸡蛋松饼；在余下的车程吃光这些，然后在半路停车把包装纸扔进垃圾桶，生怕有人在我车里发现这些；上班时，每次与客户或同事共进午餐，我都会吃沙拉，所有人都以为我只吃加低脂酱料的沙拉。

晚上到家，我会继续暴食，吃光家里最后一丁点儿食物才停下。这时候，我会做盒子蛋糕或巧克力布朗尼，然后把整碗吃光。强烈的进食冲动使我连续数日毫无睡意，我常常在半夜跑去快餐店和食品商店，而且总是把食品包装纸藏在其他生活垃圾

下面。我会不停地吃直到撑吐，连不爱吃的食物也不放过。我就是不停地吃，什么都吃，停不下来。

当我被内疚、羞愧和纯粹的自厌压倒，我就会连续三周什么都不吃，然后又开始暴食。这样的循环持续了长达二十五年。

三十五岁左右，我开始生病，病得很重。这一年，九位医生的团队为我做了各种检测，最终我被确诊为五种自身免疫性疾病：红斑狼疮、EB病毒[1]感染、干燥综合征、肢体动脉痉挛症和关节炎。我还患有纤维性肌痛，但这只是"附赠品"。我每天要吃二十四种处方药，才能把疾病严重暴发的次数控制在每年三四次。当然，疾病一旦暴发，我还需要增加强的松疗法——这种药会导致体重增加，因此对体重问题或身体畸形恐惧症毫无帮助。

我继续节食，忍受痛苦的锻炼，并搬到了新的城市，有了新邻居。某个下午，我的新邻居提到她不吃糖和小麦，而是吃一种低碳水、高脂肪饮食。"阿特金斯！我尝试过。"我喊道。"不是，"她说，"我用的不是阿特金斯饮食法。"她开始给我讲生酮饮食和她选择这种饮食法的原因，我当时想："这是我唯一没尝试过的饮食法！我得试试！"我希望我能说自己开始生酮饮食是出于正确的原因，但并不是。而坚持生酮饮食确实是出于正确的原因。四年半后，减掉的十一千克没有反弹，而我在四年多里再也没有服药或遭受自身免疫性疾病。今天，我仍然维持着健康的体重，不再服药，也没有自身免疫性症状。困扰我数十年的偏头痛在三年前消失了。我也不再有暴食和挨饿的冲动。

找到最适合你的生酮饮食需要时间。经过许多自我试验后，我发现对我来说保持严格的饮食对健康的益处最大。追踪我的食物摄入有助于我控制暴食，并过上充实的生活。

——罗宾·D.，美国加利福尼亚州长滩

---

[1] EB病毒：疱疹病毒科嗜淋巴细胞病毒属的成员。——编者注

第三章

胰岛素：不仅是血糖激素

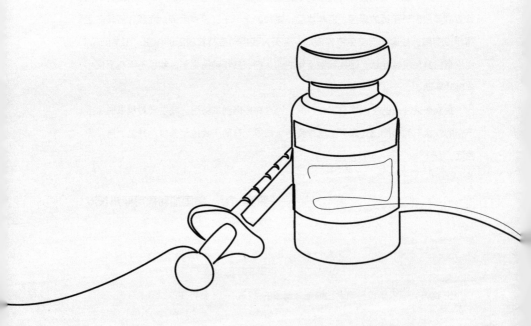

在第二章中，我讲了很多关于血糖的知识，也谈到了血糖长期过高的危害。然而，在高血糖的阴影下还蛰伏着一个更加严重的问题，那就是高胰岛素。我说过，空腹血糖正常并不自然意味着心血管代谢没有问题，或身体对糖的耐受性良好。糖化血红蛋白在这方面提供了更多信息：如果空腹血糖正常，但糖化血红蛋白高，说明血糖常常偏高，哪怕在晨起时或空腹验血不进食的情况下，血糖能够降至正常水平。

但糖化血红蛋白也像空腹血糖一样存在局限性，不是总能反映血糖的全貌。数百万人空腹血糖和糖化血红蛋白都正常，是因为长期升高的胰岛素将这些指标约束在正常范围内。即便血糖正常，高胰岛素也是引发健康和体重问题的罪魁祸首。

> ❝
> **即便血糖正常，**
> **高胰岛素也是引发健康和**
> **体重问题的罪魁祸首。** ❞

请考虑一下胰岛素以外的其他激素。很少有激素只有一种作用。例如，睾酮和雌性激素都具有多种作用，能够影响全身各个部位。睾酮的作用远不止让男性拥有胡须和深沉的声音，雌性激素的作用也远不止影响女性性征。这些激素都能影响多个器官和组织，调控并参与无数生化过程。胰岛素同样如此。它具备多种功能，帮助降低血糖只是其中之一。

胰岛素：一人分饰多角

除影响血糖外，胰岛素还有一个完全独立的重要角色，那就是抑制脂肪分解（这个术语在字面上就分为脂肪和分解两部分）。是的，你没看错：胰岛素使燃烧脂肪更为困难。你可以把胰岛素想象成一个保安，它看守着脂肪细胞不让脂肪逃跑。如果你希望降低体脂，就必须将存储的体脂从脂肪细胞转移到其他细胞中燃烧掉。如果脂肪根本不肯从脂肪细胞中出来，是不可能被燃烧的。

如果胰岛素长期居高，身体就很难燃烧脂肪（还是可以燃烧一点点脂肪的。人体并非二元的存在，其内部过程从不是非黑即白。人体的运转更像跷跷板，某些过程发生的频率或程度较高，而另一些发生的频率或程度较低）。与脂肪和蛋白质相比，碳水对血糖的影响最大，因此对胰岛素的影响也最大。胰岛素升高就像在燃烧脂肪时猛踩刹车，却在燃烧碳水时猛踩油门。因此，如果碳水使胰岛素升高的效果最显著，那么碳水限制身体燃烧脂肪的效果也同样最显著。没有燃烧掉的脂肪就会被储存起来。

如果减重很困难，可能是因为身体对碳水特别敏感，这也就是说摄入碳水（尤其是精制碳水）会使血糖或胰岛素大幅升高。也许多年来你一直遵循高碳水饮食法，并以此来控制脂肪摄入量。但你并不了解那些碳水及其对胰岛素的作用，因此长期囿于燃烧碳水模式。如果加上锻炼，那就会形成"吃碳水，燃烧碳水，增加碳水摄入以补充热量"的循环。脂肪的角色在哪里呢？完全没有！难怪这种策略常常失败。理论听起来很好，但实践起来完全是灾难。

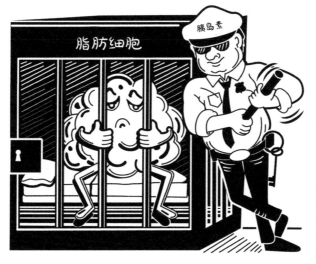

图 3.1
胰岛素就像一个保安，站在你的脂肪细胞外，确保脂肪不会逃脱。怪不得通过高碳水饮食法减重如此困难！

　　胰岛素是储存脂肪的激素。它有助于储存脂肪等多余的热量，并把这些脂肪锁住。从这个角度看，你可以把胰岛素看作影响脂肪存量的激素。胰岛素也能够促进其他细胞和组织的增长。胰岛素长期升高是男性患良性前列腺增生和女性患多囊卵巢综合征的主要原因。胰岛素升高会导致卵巢囊肿，还会导致皮赘，也就是皮肤增生。

胰岛素和高血压

　　即便你没有糖尿病和超重，也可能患高血压和痛风，而胰岛素过高是这两种疾病的主要诱因。记住，胰岛素的作用可远不止降低血糖那么简单。它还有示意肾脏储存钠元素的作用。健康的肾脏在过滤血液的过程中只会留存适量的钠元素，并通过尿液排出多余的钠元素。但胰岛素升高时，肾脏就会保留过多的钠元素，而在人体中水分与钠元素相伴而来，钠潴留会引起水潴留。水潴留会造成腹胀、水肿、腿和脚踝肿胀，尤其会造成高血压。血液中大部分是水分。当胰岛素指示肾脏在血液中保留更多的钠元素时，血液中的水分就会相应增加，导致血液总量增多。相同面积的血管壁流经的血液越多，血压就越高。

因此，高血压患者常常被认为应该遵循低钠饮食。这个建议的问题在于，虽然过去几十年钠元素的名声一直不太好，但钠元素是一种必需营养素。缺少了钠元素，人会没命的。说实话，钠含量过低的饮食可能比高钠饮食更加危险。那为什么要克扣如此重要的营养素呢？你应当关注并解决造成身体留存过量钠的根本问题，而不是克扣钠元素的摄入量。

利尿剂是治疗高血压的常用处方药之一，能够帮助身体排出多余的水分。但很遗憾，它不能解决根本问题，只能缓解症状，治标不治本。如果身体留存了过多的钠和水分，而这个问题的根源又在于高胰岛素，那么最合逻辑和有效的办法就是降低胰岛素水平。

压力导致血压升高，在一定程度上是由于慢性压力对神经系统的影响。神经系统有不同组成部分。被称为交感神经系统的部分负责在即时压力情境下的战斗和逃跑反应，例如被交通堵塞困住时，与配偶激烈争吵时，或因截止日期逼近而分秒必争时。在这些情况下，身体就会充斥着血糖，因为大脑发出了应对紧急情况的信号，需要快速爆发的热量来应战或逃命。结果，即便没有吃大量碳水，压力也会使血糖升高。

血糖升高不是坏事。事实上，生死攸关时，这是好事，真的能够保命。问题是，生活在二十一世纪的人极少面临威胁生命的情况，但大脑的进化设置就是将某些情境视为危险，比如截止日期和交通堵塞。

有的人在周遭发生任何情况时都能镇定自若，而有的人对压力格外敏感，时刻处于高度警觉中，这就会引起血糖和胰岛素升高。

即便没有压力，胰岛素升高也会影响交感神经系统。胰岛素会影响身体中的多种激素和结构，如血管。高胰岛素导致血管紧缩，而紧缩的血管会使血压升高。

胰岛素和痛风

痛风的原理也是类似的。一种叫作尿酸的化合物在关节处堆积形成固体结晶，引起痛风发作。如果你或你认识的人患有痛风，你就会知道这有多疼。通常，健康的肾脏会保留适量的尿酸，把多余的过滤掉——就像肾脏保留适量的钠元素——但高胰岛素会使肾脏保留多于正常量的尿酸。

钠元素、尿酸、肾功能和整体健康之间的相似之处并不止于此。嘌呤分解产生尿酸。嘌呤是身体制造的一种含氮化合物，也存在于食物中——特别是富含蛋白质的食物。贝类、红肉、动物内脏（肝、肾）等嘌呤含量较高，因此痛风患者常常被建议对上述食物忌口。但是，红肉和贝类是现代饮食中营养最丰富的食物。它们不但是完全蛋白质的优质来源，而且富含维生素B、铁元素、锌元素、硒元素以及其他关键维生素和矿物质。你可以从其他食物中获取这些营养，但红肉和海鲜提供的这些营养含量特别高，而且更易被身体吸收，其实尿酸患者并不需要避开这些食物。

如果痛风发作是由尿酸结晶在关节处积累引发的，而高胰岛素使肾脏保留过多尿酸，那么你要做的不是禁食那些会产生尿酸的食物，而是降低胰岛素水平。此外，尿酸原本并不会触发痛风、造成痛苦。

它是一种抗氧化剂，所以身体中完全不含尿酸是不好的。尿酸过多会引起麻烦，但适量是有必要的。"过量"尿酸来自过高的胰岛素。事实上，患有痛风的人也可以吃红肉和海鲜，将碳水摄入量控制在较低水平即可。

胰岛素与性功能

胰岛素还有什么影响呢？我提到过勃起功能障碍，也解释过其与高血糖的关联。即便血糖正常，高胰岛素也会引起男性性功能障碍，损害整体健康。胰岛素对睾酮有负面影响。胰岛素升高是当前普遍存在的男性"睾酮低"问题的诱因之一。胰岛素升高会导致男性身体将部分睾酮转化为雌性激素，其影响包括胸部组织变大。虽然有些人觉得男性胸部增大不美观，但这种变化本身不一定有害。真正的问题在于男性胸部变大所指向的内在变化：胰岛素长期升高和雌性激素异常升高。一些旨在提升睾酮水平的补充剂和药物，起作用的原理就是减少睾酮向雌性激素的转化。但我们完全可以通过降低胰岛素和体脂这种自然的方式达到同等效果，而且是免费的。

我说过，增脂易、减脂难，在很大程度上是胰岛素造成的。使男性健康问题雪上加霜的是，脂肪组织会分泌雌性激素，而升高的胰岛素一方面为减少脂肪设置路障，另一方面为脂肪储备增加带来的雌性激素升高铺设红地毯。需要说明的是，男性在正常情况下也会产生一定量的雌性激素，这并不是女性独有的激素。但女性产生的雌性激素远远多于男性，如果男性产生的雌性激素远高于正常生理水平，就要出岔子了。

奇怪的是，高胰岛素对女性的影响恰恰相反：女性胰岛素长期升高会引起睾酮增加。这一点在患有多囊卵巢综合征的女性身上表现得尤为显著。多囊卵巢综合征的许多症状都是由胰岛素对其他激素的直接影响引起的。许多多囊卵巢综合征患者的睾酮水平都会升高，伴随而来的是痤疮、油性皮肤、面部和身体毛发增多等。女性也会产生睾酮，但远远少于男性，当女性产生的胰岛素过多时，激素列车就会脱轨。

胰岛素还会影响调节月经周期的激素，导致月经失调以及排卵失调或停止。多囊卵巢综合征是工业时代女性不孕不育的元凶，而这种病可以说完全是由胰岛素长期升高引起的。好消息是，只要降低胰岛素水平，这种病是完全可以治愈的。第二部分会详述如何达到这一目的。

你知道吗？多囊卵巢综合征患者的卵巢中不一定有囊肿。卵巢囊肿只是这种病的特征之一，不一定体现在所有病例中。虽然这种病叫多囊卵巢综合征，但只有部分患者有多囊性卵巢。对有些女性来说，胰岛素这一生长促进剂会刺激囊肿生成，但另一些女性并没有受到这种影响，而是面临睾酮升高、面部毛发增多和排卵停止等其他不良结果。

代谢综合征：胰岛素胡作非为

你也许听说过胰岛素抵抗和代谢综合征这两个词。也许你患有二者之一。它们俩基本上是一回事。事实上，代谢综合征过去叫作胰岛素抵抗综合征。我认为这个名称应当被沿用，因为慢性高胰岛素就是代谢综合征的诱因。胰岛素抵抗综合征这一名称有助于聚焦主要问题：胰岛素。

> ❝ **慢性高胰岛素就是代谢综合征的诱因。胰岛素抵抗综合征这一名称有助于聚焦主要问题：胰岛素。** ❞

慢性高胰岛素血症这一名称可能更为准确。胰岛素抵抗这个词有些模糊。如果请十位医生给出代谢综合征的精确定义，你会得到十个不同的答案和十种不同的应对建议。而如果采用慢性高胰岛素血症这一名称，其意思就不言而喻了：血液中的胰岛素水平长期居高。解决方案也不言自明：降低胰岛素水平。达到这一目的的方式有多种，其中最为有效的方式是大幅减少碳水摄入。

然而，我还是采用代谢综合征这一当前公认的术语吧。代谢综合征需要依照下列标准来诊断。如果其中至少有三种情况适用于你，或你正在服药解决这些问题，理论上你可以被诊断为代谢综合征。

- 腰围粗：
  - → 女性大于 89 厘米
  - → 男性大于 102 厘米
- 甘油三酯高：>1.7mmol/L
- 高密度脂蛋白低：
  - → 女性<1.3mmol/L

→ 男性<1.04mmol/L

· 高血压：≥ 130/85 mmHg

· 空腹血糖升高：≥ 5.6mmol/L

好好看一下这五个标准，你可能会发现有一个指标根本没出现：体重。没错，体重不是代谢综合征的诊断标准之一，因为任何体重的人都可能具有该病的症状。我重述一次，因为这很重要：不超重也可能患上代谢综合征（反之，超重并不一定患上代谢综合征）。你可能惊讶地发现还有一个因素没出现：胰岛素。胰岛素升高是这一病症的诱因，但胰岛素并不是其诊断标准！虽然看起来奇怪，但这是有原因的——我稍后就会讲到。

与体重无关

我是一名内科医生，所以总是在谈糖尿病，但我也是肥胖专家，2型糖尿病和减重是患者来到我诊所的两个最重要的原因。

要注意的是，并不是只有超重或肥胖的人才会患上代谢综合征。2型糖尿病和肥胖常常携手而来，为此一个新词诞生了：糖胖病。但任何体重的人都可能患上2型糖尿病和代谢综合征。不是所有肥胖人士都患有2型糖尿病或代谢综合征，也不是所有2型糖尿病或代谢综合征患者都超重。

这在现实生活中意味着什么呢？这意味着体重正常甚至血糖也正常的人不一定处于代谢健康状态。体脂过多在很大程度上是代谢问题的症状，而不是原因。许多代谢综合征患者有超重问题，但有些没有。

有的男性会患上前列腺增生，有的不会。有的女性会患上多囊卵巢综合征，有的不会。有些人会患上高血压，有的不会。这些问题的共同诱因是慢性高胰岛素，它在不同人身上会引起不同的问题。但既然这些问题的诱因相同，那么解决方式也是相同的：降低胰岛素水平。

> **降低胰岛素水平有几种方式，其中最为有效的方式是大幅减少碳水的摄入。**

如果你患有胰岛素升高引起的某种疾病，即便不需要减重，减少碳水的摄入也很重要。医生和营养学家会确切地告知患者，控制血糖水平是长期保持健康的重要因素。但聚焦血糖和意识到胰岛素的重要性还相去甚远。数百万血糖水平正常的人却有慢性高胰岛素的问题，他们本人和医生还可能存有虚幻的安全感，认为他们的代谢状况很好。

对高血糖人群（2型糖尿病或糖尿病前期患者）来说，某些控制血糖的药物会使胰岛素问题加剧。这听起来违背常理，但2型糖尿病或糖尿病前期患者并不是胰岛素过低，而是胰岛素过高。你可能认为他们血糖高的原因是身体制造的胰岛素不足。他们当中的许多人有足够的胰岛素，但问题是，他们的身体没有恰当地应对胰岛素（这就是关于胰岛素抵抗你可能听到的十种不同定义之一）。给他们注射胰岛素有助于降低即时血糖，但并不能帮助他们有效利用自身制造的充足的胰岛素。除了胰岛素注射，治疗糖尿病的其他药物也会刺激身体制造更多胰岛素。无论哪种方式，结果都是在已经存在足量胰岛素的体系中制造更多胰岛素。

你要记住，胰岛素除了影响血糖，还是一种储存激素。它能将脂肪存放在脂肪细胞中，所以采用胰岛素注射的 2 型糖尿病患者会增重，而且很难减重。

现在你已经明白，2 型糖尿病和肥胖只是代谢综合征引起的众多问题之二。这也凸显了代谢健康和碳水敏感性的常用评估方法存在的缺陷。2 型糖尿病的诊断完全基于血糖，其诊断依据可以是空腹血糖、糖化血红蛋白或口服葡萄糖耐量（试验方法是喝下纯液状葡萄糖，然后每隔两小时定时检测血糖）。胰岛素水平完全不在考虑范围内，但是要记住，无论血糖高还是低，代谢综合征对健康的种种负面影响，都是高胰岛素引起的（高血糖和高胰岛素合并会使情况雪上加霜，即使血糖正常，仅仅胰岛素过高也会引发许多严重的健康问题）。

怎样发现自己胰岛素过高呢？可以检测空腹胰岛素，就像检测空腹血糖那样。当然，空腹胰岛素检测也有缺点。许多人空腹胰岛素正常，但进餐后尤其是进食高碳水后，胰岛素就会异常升高并数小时居高不下，这点既适用于血糖，也适用于胰岛素。

还有一些更先进的方法，能够评估摄入碳水时的胰岛素，但即便不做这些专业测试，也有许多线索表明你可能有慢性高胰岛素。如果你患有一些由高胰岛素引起或加剧的疾病，那么你的胰岛素很有可能过高，而且对碳水格外敏感。如前所述，诊断代谢综合征至少满足三个标准，有些医生认为满足两个标准就足以说明胰岛素高。如果你患有多囊卵巢综合征、非酒精性脂肪性肝病、低血糖、痛风、皮赘、前列腺增生、不明原因的高血压、勃起功能障碍，或者你通过运动和低脂（高碳水）饮食很难减重，那么基本可以判断你对碳水敏感或有慢性高胰岛素。

> ❝ 如果你患有多囊卵巢综合征、
> 非酒精性脂肪性肝病、低血糖、痛风、皮赘、
> 前列腺增生、不明原因的高血压、勃起功能障碍、
> 或者你通过运动和低脂（高碳水）饮食很难减重，
> 那么基本可以判断你对碳水敏感或有
> 慢性高胰岛素。❞

不吃碳水，没门儿？

别慌！

如果慢性高血糖或高胰岛素会引发这么多问题，而减少碳水的摄入能够有效降低血糖和胰岛素，那么人人都需要严格遵循低碳水饮食吗？不。许多人确实遵循这种饮食方式，这也有助于长期保持健康，但并不是唯一的方式。对碳水的耐受性因人而异。正如人有高个子、矮个子和中等个子之分，有的人适合维持极低的碳水摄入量，而有的人不必控制得如此严格。但任何人都不需要吃糖。

如果你认为放弃某些甜食或淀粉类食物是不可能的，那么请先听我说。你也许不必放弃这些。还记得在本书开头我用的全球定位系统的比喻吗？适合你的最佳路线取决于你的出发地和目的地。超重越多，

糖尿病、高血压、关节痛、疲劳或其他健康问题越不受控制，你就越是要严格地遵循既定路线。另外，如果目的地已经近在咫尺，那就可以灵活地绕路。如果你已经抵达目的地，就有更多自由来探索周边，欣赏风景。如果你不知道自己从何处来，第六章会帮助你找到正确的出发点。

从身患肥胖、多囊卵巢综合征和不孕不育到成为拥有健康体重的母亲

生酮饮食带来了奇迹般的变化。

常常有人希望我分享自己的故事。我一直有点犹豫，因为这是我个人的旅途。这一路并非坦途，所以我不敢以专家自居。如果不能说我经历的失败比成功多，至少可以说失败和成功几乎一样多。

我的故事要从出生时讲起。我一生都在与体重斗争，永远在为体重、体形和身体形象而焦虑。每年吹熄生日蜡烛时，我许的愿望都是"不再那么胖"。

我的故事还包括报名参加一系列流行的商业化减肥项目，这些项目都基于热量和点数的计算。第一次报名是八岁那年，我多次尝试，而且都严格遵循既定安排，却屡战屡败。

我一直觉得自己一定有什么问题，二十四岁那年终于被确诊为多囊卵巢综合征，体重也达到了巅峰。我的衣服是大多数服装店的最大码。我在飞机上、电影院里、游乐园里，甚至自家浴缸里都觉得不自在。

幸运的是，确诊多囊卵巢综合征也带来了明确的答案。我读了两本关于低碳水饮食的书，了解到改变饮食方式可以缓解多囊卵巢综合征的症状。

时间快进七个月：我减掉了三十二千克，生育能力也恢复了。我怀上了第二胎，鉴于几年前我刚被确诊为多囊卵巢综合征，能怀孕实在是不可思议。这次孕期让我的体重再次大幅增加。在孕期和哺乳期，我暂停了低碳水饮食，体重又反弹了。虽然没有完全反弹，但也差不多。

每次采用低碳水生活方式，我都能成功减重。可惜，和许多人一样，我总是以为一旦减重成功，我就可以恢复"正常"饮食了。现在我知道根本不是这样。

应该说，任何医疗保健专业人士对我与体重的抗争都没有任何帮助。多年来我将各种健康问题都归咎于体重，并将体重问题归咎于糟糕的饮食或缺乏运动（其实我的饮食和运动量都不错，当然现在我知道遵循食物金字塔并不好）。

三年前，我终于受够了，开始实行低碳水饮食。后来我对生酮饮食有所了解，得益于在低碳水饮食方面的丰富经验，实行生酮饮食对我来说并不困难。开始生酮饮食后，奇迹发生了，我实现了体重目标——成年后最低的体重。我总共减重七十千克，

而且保持了大半年。

实事求是地说，我的旅程还远未结束。我正在经历一些波折（体现为围绝经期），但除此之外，我的健康状况处于人生中最好的阶段。我的健康生物标记棒极了。此时此刻我的体重可能不是绝对最低点，但状态还是比过去好得多。

我需要继续保持这种好状态。我非常坚定而开心地据守生酮饮食。我称量和记录所有食物，还会通过阅读书籍、看视频、听播客、参加会议来获取相关信息。我的思维方式已经改变了。生酮饮食不仅是一种饮食方式，还是一种生活方式。这种认识会引起翻天覆地的变化。

——瑞秋·G.，美国明尼苏达州沙科皮

第四章

碳水速成班

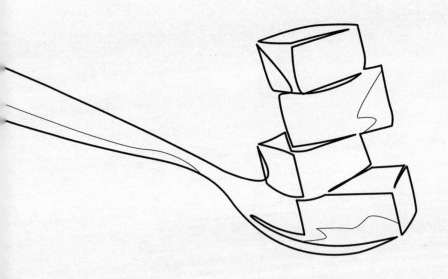

我们首先明确一点：没有人会因为不吃糖而健康状况恶化。严重缺乏某几种维生素、矿物质、必需脂肪或蛋白质都可能引发严重疾病，但减少糖类摄入绝不会引发疾病。绝不会。

分属对立营养学派系的医生和营养学家几乎不可能对任何事情达成一致。但糖是唯一的例外。不管倾向于哪种饮食方式——素食、生酮饮食、地中海饮食、严格素食、原始人饮食、低脂饮食、鱼素或其他方式，任何医学或营养学专家都不会建议患者摄入较多的糖。但专家也会遇到麻烦，他们有时会忘记，有些貌似健康的食物即便不会使你联想到白色方糖或冰糖，也是含糖的。

这就要说到碳水了。你要记住，碳水比蛋白质和脂肪对血糖和胰岛素的影响大得多，因此对高血糖或高胰岛素患者来说，减少碳水的摄入是纠正健康之舟航向的有力措施。

图 4.1
没有人会死
于糖缺乏！

就没有健康的碳水吗？

我讲过糖会绑架你的胃口，夺走身体的营养素，在全身大肆破坏。

那其他碳水呢？比如水果、面包、大米、豆类、其他甜食和淀粉类食物如何？数千年以来，世界各地的健康人群都会摄入这些食物。这些食物确实能够提供重要的营养素，代谢疾病是在过去五十多年里才开始失控的。所以如果我说是这些食物引起了代谢疾病，那就太愚蠢了。碳水本身并不是问题。但如果你有高血糖或高胰岛素引发的健康问题，身体对碳水的耐受性就低于未患这些病的人，即使是天然的全食物碳水，你也不能很好地耐受。有些食物别人吃了完全没问题，对你的代谢状况来说可能就不是安全的。

> **对高血糖或高胰岛素患者来说，
> 减少碳水的摄入是纠正健康之
> 舟航向的有力措施。**

你从低碳水中同样能够获得高碳水食物所含的营养。例如，你可能习惯性地将橙汁视为维生素 C 的优质来源。当然，橙子确实是维生素 C 的优质来源，但你也可以从花椰菜、番茄和菜椒中获取维生素 C，而且这些食物不会对血糖造成冲击。香蕉因富含钾元素而备受追捧，但你知道哪种食物的钾元素含量更高吗？油梨。而且油梨比香蕉含有更少的碳水和更多的纤维。没有哪种维生素或矿物质是高碳水食物独有的，一种都没有。

人们不是常说"你就是你所吃的食物"吗？不过，这不是很准确。与其说你是你所吃的食物，不如说你从食物中吸收的成分构成了你。你从碳水中吸收的绝大多数是葡萄糖。食糖，也叫蔗糖，是由一半葡萄糖和一半果糖组成的。牛奶中的天然糖分——乳糖也是由一半葡萄糖和一半半乳糖组成的。土豆、豆类和小麦、水稻、燕麦、玉米、大麦等谷物中的碳水绝大部分是葡萄糖或蔗糖，其中仅有少量的其他碳水。没有加蜂蜜或枫糖浆的原味燕麦吃起来不甜。因为燕麦口味寡淡，你很容易误以为它不是含糖食物，实际上它的碳水含量很高。即使味道并不甜，燕麦也还是会分解为葡萄糖分子，而这些分子会被身体吸收。所以食物的味道甜不甜不重要，进入血液的成分才重要。摄入高碳水食物时，进入血液的成分绝大多数是葡萄糖。

水果不是有益于健康吗？

葡萄糖不是唯一的糖。我说过，水果、冬南瓜以及某些含糖和淀粉的食物是果糖的来源。果糖不会像葡萄糖那样使血糖大幅升高，但也不是完全无害。果糖作用于肝脏，因此长期摄入大量果糖可能有害。它不会像葡萄糖那样迅速影响血糖，但长期过量摄入果糖对胰岛素敏感性有负面影响。长期摄入大量果糖会干扰身体应对胰岛素的能力。这可能会导致两种结果：一种是，由于细胞不能像过去一样迅速对胰岛素产生反应，血糖会变得更高；另一种是，身体会泵出大量胰岛素来防止血糖升高。这两种结果都不理想！此外，果糖从不单独行动，含果糖的食物通常也含有葡萄糖或蔗糖，所以减少碳水的摄入自然就会减少果糖的摄入。

水果冰沙被错误地冠上了神奇的健康光环，简直成了天赐之物，有益无害。苹果、葡萄、猕猴桃、香蕉、樱桃、菠萝、杧果、木瓜——这些色彩鲜艳的天然食物怎么可能有害健康呢？它们简直是呐喊着营养。你不是应该吃彩虹般各色各样的食物吗？我说过，这些食物确实能够提供维生素和矿物质，而且本身是无害的。我不是说水果沙拉是糖胖病流行的罪魁祸首，但如果要着力解决高血糖或高胰岛素引起的健康问题，最好避免摄入大量水果，特别是果汁或水果冰沙以及根本不用咀嚼的水果。

天然糖也是糖。胰腺不能分辨橙汁中的果糖和含糖苏打水中的葡萄糖。吃各种各样色彩鲜艳的食物到底有无好处，有待探讨，但如果盘中多彩的食物令你心情愉悦，那么碳水含量低得多的食物也完全可以达到这一目的，比如茄子、芦笋、花椰菜、西葫芦、黄色南瓜、红辣椒、紫甘蓝、蘑菇、菊苣、萝卜、番茄。

复杂碳水呢？

淀粉是另一种碳水，被称为复杂碳水，因为其含有的单个葡萄糖分子连接为更大的分子，这些分子被身体分解后才能进入血液。食物含有的各种纤维能够减缓食物消化的速度，使其中的葡萄糖不会像糖块中的糖那样迅速地进入血液。你可别误解：这些食物的主要成分仍然是碳水。小麦、玉米、燕麦、水稻和其他谷物包含少量的蛋白质、微不足道的脂肪，但其主要成分是碳水。无论是复杂碳水还是简单碳水，无论消化得慢还是快，进入血液的都是葡萄糖。

说起淀粉类食物，全麦这个名称用词不当。食品厂家用这个词来表示，整颗谷粒或种子中的淀粉、麸和纤维、蛋白质以及其他一切成分，在盒装麦片、薄饼干、整条面包、玉米薄饼等被冠以全麦之名的加工食品中也存在。你在健康食品商店里见过硬硬的冬小麦粒吧，它跟所谓的全麦薄饼干可毫无相似之处。薄饼干也许是用全麦制成的，但需要先把小麦粒压成面粉，再变成你见到的样子。成品与原料毫无相似之处，吃薄饼干和吃麦粒完整的冬小麦沙拉，对血糖的影响更是有着天壤之别。

> 小麦、玉米、燕麦、水稻和其他谷物包含少量的蛋白质、微不足道的脂肪，但其主要成分是碳水。无论是复杂碳水还是简单碳水，无论消化得慢还是快，进入血液的都是葡萄糖。

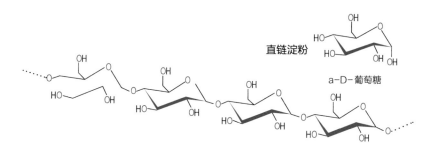

图 4.2　直链淀粉是一种淀粉类型。所有种类的淀粉和其他复杂碳水都是由葡萄糖分子和其他简单糖类连接而成的长分子链组成的。在消化过程中，身体需要拆解这些链条，将葡萄糖和其他糖类释放到血液中。

图片来源：iStock.com/Bacsica

应该避免加工食品？

无论是不是低碳水，大多数健康饮食方式都会鼓励人们避免加工食品。科学界对加工食品没有正式公认的定义，但这个词通常指成分表又长又复杂的包装食品，有的成分名称你甚至都不会读。你也可以把加工食品看作无法在自家厨房里用淀粉制作出来的食品。

但是，食品加工本身不一定是坏事。有的食品与原料的形态大不相同，但吃起来没有问题。比如，意大利蒜味腊肠和意大利熏火腿看起来完全不像猪，汉堡牛肉饼看起来也不像牛。某种食品对健康有没有损害，并不取决于其加工程度，而是取决于它对血糖和胰岛素的影响，尤其是取决于你的胃口大小和自控力。如果你直接啃整根玉米，啃完一到两根就满足了，但如果把玉米变成炸玉米薄片，即便是全谷物的玉米，那么你也可能会独自干掉一大袋，这样摄入的总热量和碳水就多了。再来想想燕麦，如果吃钢切燕麦，估计一碗燕麦粥就够了，但如果把去壳燕麦变成裹着糖衣的膨化麦片，恐怕不吃掉半盒是停不下来的，不是吗？要是再加一些棉花糖或蓝莓干，那一整盒眨眼就吃光了。

试图区分简单糖类、精制碳水、复杂碳水、全麦以及加入大量纤维的食物，注定是徒劳的。不要纠结于这些了。一个直截了当并且高效的办法是，干脆减少各种碳水的摄入。如果你车上的油量灯亮起，或引擎发热到危险的程度，你是不会硬挺着继续长途驾驶的。同样，不要拿你的健康来冒险。

如果你患有一种或多种疾病，而你现在知道这些问题是由高血糖或高胰岛素引起的，那么不要灰心。可能多年来你都在吃明知不该吃的食物，或者以为全麦和水果有好处而吃了很多。你这样做甚至可能是在遵照医生或营养师的建议。无论现状是由什么原因造成的，好消息是：食物既是问题本身，也是解决之道——不过可能不是你想象的解决方式。

> **如果你已经在少吃多动，而且选择了**
> **脂肪含量低和复杂碳水、天然糖类含量高的**
> **全麦食品，结果却不理想甚至更糟了，**
> **那么停止这种做法。是时候选择其他方式了。**

引发问题的食物无法解决问题。这就像下面这个老掉牙的笑话。

患者：医生，我这样做的时候觉得疼。

医生：那就别再这样做了！

如果你已经在少吃多动，而且选择了脂肪含量低和复杂碳水、天然糖类含量高的全麦食品，结果却不理想甚至更糟了，那么停止这种做法。是时候选择其他方式了。

从银屑病关节炎、碳水成瘾、糖尿病前期到食物自由、减重四十五千克

这是自由的庆典。

在进行生酮饮食之前，我的生活可以用一句话形容：糟透了。我一生都在与体重做斗争，而且饮食方式摇摆不定。十六岁时，我甚至与纳呆斗争过。我还曾两次参加商业减肥项目。我尝试过世界上绝大多数饮食方式。每次减掉一点体重，就会马上反弹，而且每次都会额外增重几千克。当我像吹胀的气球一样长到一百一十八千克，我已经不在乎了。我想，"我就是个胖女孩，一辈子都会这样。算了吧，我要随心所欲地吃"。

我当时身患严重的银屑病关节炎，在病重的日子里，剧痛使我无法独立从床边走到浴室。某次发作几乎影响了全身各个关节，从下颚到脚趾。这些都加重了我的抑郁和冷漠。我已经毫无还击之力。为了维持身体运转，我吃着好几种药，其中包括氨甲蝶呤（一种化疗药物），我还把羟考酮当糖吃。我也服用大剂量的强的松，而这可能在某种程度上导致了糖尿病前期。当我被诊断为糖尿病前期，双膝疼得无法忍受，我才意识到必须采取严格的措施了。我不想成为糖尿病患者，而且我需要手术治疗膝关节疼痛。我实在太重了，不减重的话，任何骨科医生都不会为我做手术。我不知道要如何纠正我的种种问题，简直毫无头绪。

我是一个有宗教信仰的人，在绞尽脑汁仍无计可施时，我唯一能想到的就是双膝跪地、祈祷上帝帮助我。当时，我对于如何解决体重问题仍然束手无策。第二天，我正在浏览Instagram（照片墙），一则有声书广告跳了出来。那本书的观点是：胰岛素这种激素是控制体重的关键。作为一名糖尿病前期患者，胰岛素这个词马上抓住了我的注意力。我立即下载了那本书，如饥似渴地听了起来。我边听边不停地自言自语："我就是这样！我就是这样！"随后，我开始搜索关于生酮的一切信息。我天生爱搜索，所以简直痴迷于跟这个话题相关的一切信息。读完这本关于胰岛素和肥胖的书，我就在网络上找到了几位专攻生酮饮食的医生，从此我的生活彻底改变了。我一头扎进生酮的世界，大约经历了四天酮流感症状，但并不像有些人描述的那么严重，很快就恢复了。

现在的生活美妙极了。我不再服用处方药，体形处于人生中的最佳状态，也彻底摆脱了碳水成瘾。我摆脱了那些食物的掌控，不再被它们奴役，获得了真正的自由。食物不再时刻萦绕在脑海中，我也不会觉得饿，几乎每天都会间歇性地断食。随着这

一旅程继续，我也放弃了明知对身体不好的其他东西，比如咖啡碱和人工甜味剂。我没有禁食这些食物，但在极罕见的情况下才会吃。到 2020 年 1 月 10 日，我已经减重超过四十五千克，并维持了一年。过去我从未成功地维持减重成果。在与体重和健康问题的斗争中，我胜利了。是的，任何人成功减掉那么多体重后，都会记得开始生酮饮食的精确日期！

医生对我没有帮助！由于过去为我看诊的医生搬走了，我去看过一位新的初级诊疗医生。我被脱发、疲劳和发冷问题困扰着。我患有桥本甲状腺炎，但可能由于我服用一种生物药物，这病已经多年没有发作了，因为一旦停药，桥本甲状腺炎就会发作。我自知病因，这种病已经伴随我二十年了。我请医生为我做全套甲状腺检查，但她不同意，只化验了促甲状腺素和甲状腺素，加上胆固醇检查。我告诉她我减去了三十八千克。她问我怎么减的，我说通过生酮饮食和间歇性断食。看她的反应，你会以为我说我喝了汽油之类的呢！她说是饮食不均衡造成了脱发。我告诉她，我现在吃的蔬菜比过去任何时候都多，而且不吃任何加工食品，但这也不能令她满意。胆固醇检查结果出来后，她立刻要我服用他汀类药物，而且直白地说，如果我不放弃生酮饮食就会没命。我炒了她鱿鱼，再也没去复诊。后来我又找另一位医生看病，这位医生给我做了全套甲状腺检查，发现甲状腺功能减退严重，而这造成了我的绝大多数症状。一旦服用了甲状腺激素，我就不再时刻发冷了，疲劳感消失了，也停止了脱发。真难以置信！

偏离生酮：我的目标是一直坚持生酮。我仅在个别场合会偏离生酮轨道，偶尔享用红酒，因为身体已经适应了脂肪，即便有时饮食不符合生酮原则，我也会马上回到正轨。我几乎两年没有吃过任何面包、比萨、意式面食和淀粉质蔬菜了。我就是不想吃。这也是一种成瘾，一次就会上瘾。我不会再回到老路上了。我自由了，并且会一直保持自由。我只吃真正的全食物。我再也不觉得坏碳水是必需的了，也不再渴求，发自内心地不再渴求。有时我还是会渴求甜食，但也能找到生酮的友好替代品。我设立生酮小组的主要原因就是强化责任感。如果我不停地旧瘾复发，又怎么能领导这个小组呢？所以，我不会复发。我坚定不移地实施生酮，为那些还没有完全自由的组员做一个坚强的表率，同时控制自己。激励别人也是自我激励。我的"生酮纪念日"是 2020 年 1 月 2 日，到如今已经两年多了。这是一场自由的欢庆。

——金·C.，美国佐治亚州布拉塞尔顿

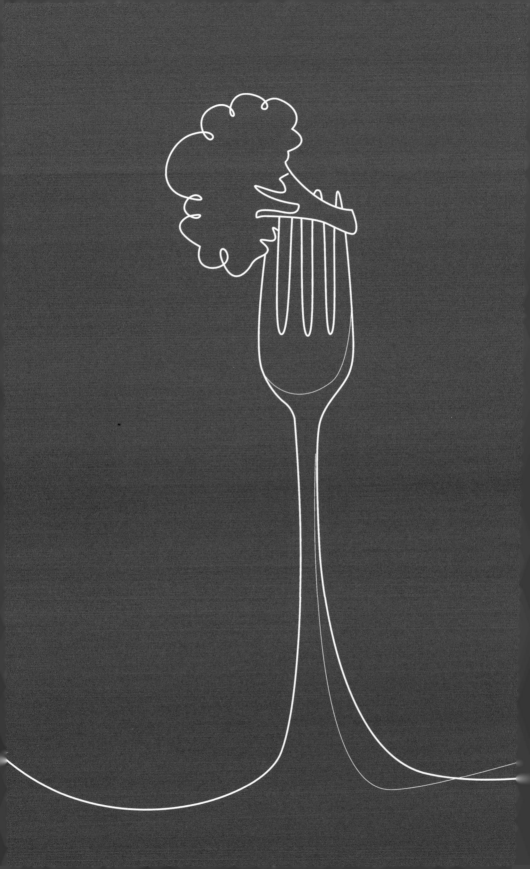

2

改变生活
饮食法

第五章

介绍碳水控制

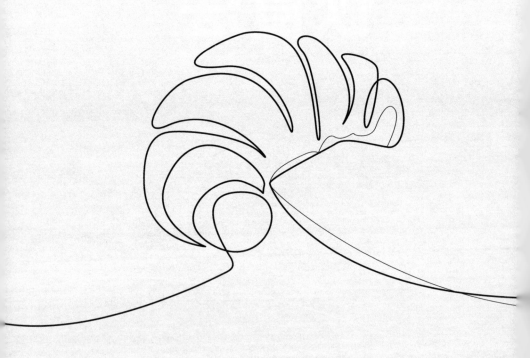

让我们回到公路旅行的比喻上来。人在旅途，只需要关注自己的目的地。你不必了解成千上万与你一同行驶在高速公路上的人要驶向何方，只需要考虑自己的行车路线和下一个转弯。那成千上万的人与你的出发点和目的地都不相同，因此他们的路线与你毫无关系。他们行驶了多远、距离目的地有多近也都不重要，因为他们与你行进在各自的旅途上。况且，他们或许驾驶着不同的车，听着不同的音乐。举例来说，他们可能驾着轰隆隆的崭新赛车，自我感觉像在云端翱翔，而你的车已积累了不少里程，需要更换轮胎和减震系统。也许你需要多加小心避开路上的坑洼，最重要的是眼睛紧盯着前路，不要与其他人的旅程做比较。

> **如果你正经历高血糖或高胰岛素引发的健康问题，你的身体对碳水的耐受性就低于不受这些问题困扰的人。对其他人来说安全的食物可能会扰乱你的代谢系统。**

以终为始

　　明确你的出发点及其与目的地之间的距离，有助于你选择最佳路径。如果你无法想象夏天不能享受桃子汁顺着下巴流下来的感觉，那么你也许不必舍弃这一享受。如果你无法想象在慵懒的周日，早餐没有香喷喷的脆薯饼、自制炸薯条来搭配培根和鸡蛋，那么你也许不必放弃这些美味。同样，如果你为了大幅减少体重，就以为必须把多汁的牛排、肥美的猪排和最爱的奶酪替换成寡淡的米糕和不浇汁的沙拉，那么也许这不是绝对必要的。

　　世界上有成千上万健康人，他们不遵循低碳水饮食，也可以保持精瘦和活跃的状态，实现高质量生活。不是必须实行极低碳水饮食才能达到最佳健康状态。如果你只是希望保持现有的健康水平，那么你的碳水阈值——你的身体能够承受并保持健康的碳水量，就高于那些希望恢复健康的患者或超重人群。出现问题后采取的补救策略和战术与未雨绸缪的措施是不同的，面对不同情况需要采取差异化的方法。从第七章至第九章，我会详细讲述这些策略，包括改变生活饮食法的

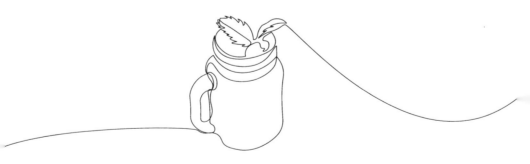

三个阶段。

减少碳水的摄入并非唯一有效的方法，而采用低脂肪饮食或其他方式也并非无效。在公路旅行中，你会遇到各种品牌的车，比如福特、丰田、雪佛兰、吉普、保时捷、法拉利、宝马、特斯拉等。虽然任何车都能将人从此地送到彼此，但不同品牌的车各具特色，有些品牌的车更适合提供某种特定的驾驶体验。如果你超重，或患有高血糖、高胰岛素引起的代谢疾病，那么减少碳水的摄入将是改善健康状况最有效的方式（可能也是最快捷、简便的方式）。但如果你只是希望保持现有的健康状态，你就不需要像希望恢复健康的人那样将碳水的摄入量保持在很低的水平。不同的饮食方式适用于不同的健康状况，正如不同的车能够提供不同的驾驶体验。

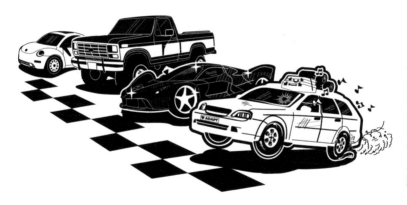

图 5.1
车不同，人的驾驶体验不同。正如饮食不同，人的健康状况不同。

低血糖饮食怎样？

我在后文将介绍改变生活饮食法，这种饮食方式的重点在于量身定制碳水的摄入总量。如果你好奇低血糖饮食与改变生活饮食法的效果是否相同，那么你的思考方式是正确的，你抓住了控制血糖水平这一关键问题。然而，低血糖饮食方法其实是大杂烩。

血糖生成指数（GI）是对某种食物或饮料升高血糖速度的粗略估计。测定血糖生成指数时，受试者先食用一份含有 50 克碳水的食物，并在餐后两小时测量血糖（然后将测得的数值与纯葡萄糖的血糖应答进行对比，而纯葡萄糖的血糖应答值设为 100。测得的数值越高，就与纯葡萄糖的血糖应答值越相近，则表示该食物升高血糖的速度越快）。血糖生成指数从几个方面来说都存在误导性。

第一，不同食物和饮料对血糖的影响存在各种变量。某种食物对一个人血糖的影响相当于高纤维全麦麦片，而对另一个人来说却相当于白面包配葡萄果冻。换言之，别人能够安全代谢的食物并不一定适合你，特别是在你本身就存在高血糖问题的情况下。血糖生成指数低的食物或饮料并不一定是适合你的低血糖饮食。

第二，血糖生成指数对食物分量的界定不现实。血糖生成指数是基于一份含有 50 克碳水的食物的血糖应答测定的，根据不同食物的碳水含量，提供给受试者的食物分量常常不是过大就是过小。举例来说，西瓜的血糖生成指数是 76，相对较高，但因为西瓜绝大部分是水分，除此之外只有一点纤维，受试者需要吃掉分量惊人的西瓜才能摄入 50 克碳水。而苹果汁的血糖生成指数是 41，但一杯 237 毫升的苹果汁能提供 28 克碳水，并且许多人会续杯一至两次，这样第二杯苹果汁还没喝完，摄入的碳水已经超过 50 克了。

> **不同食物和饮料对血糖的
> 影响存在多种变量。某种食物对一个人血糖的
> 影响相当于高纤维全麦麦片，而对另一个人来说
> 却相当于白面包配葡萄果冻。血糖生成指数低的
> 食物或饮料并不一定是适合你的
> 低血糖饮食。**

血糖负荷（GL）这一概念虽然略有帮助，但作为健康指南还是存在显著缺陷。与血糖生成指数不同，血糖负荷考虑到了标准分量，对血糖的影响更现实，但还是不够可靠。所谓的标准分量是多少？根据网上的血糖负荷表格，软心豆粒糖的血糖负荷是基于 28 克计算的。28 克软心豆粒糖！没错！有谁真能管住嘴只吃 28 克糖果？而一份枫糖浆的分量是 1 餐匙。别搞笑了！

> **要想控制整体饮食对血糖的影响，
> 最简单的方法就是摄入碳水总量低的
> 食物和饮料，并且只摄入这些食物和饮料。
> 当饮食都是低碳水的，
> 你就不必担心饮食对血糖的影响了。**

这些强有力的证据已经足以反驳低血糖饮食，但如果你需要更多理由，那么你要明白血糖生成指数基于一种食物。比如，吃土豆不加

黄油或酸奶油，也不配牛排；吃麦片不加牛奶；吃意大利面不配酱料和肉丸。问题是，不同食物搭配起来吃，会改变你对食物的血糖应答，这么一来，血糖的测算方式就不具备现实意义了，因为它没有考虑到现实世界中人们的餐饮方式。

由于不同食物对人们的影响不同，因此血糖生成指数和血糖负荷具有误导性。如果你是技术派，那么可以用一个手持的血糖检测仪器（也叫血糖仪）测试每种食物。但你必须分别测试每种食物在日常饮食搭配中的作用。例如，要检测面包，就分别检测配黄油的面包、加了蛋黄酱的鸡肉三明治中的面包、沙拉中切块烘烤的面包丁。要搜寻出每一种可能影响身体对不同食物应答的因素，简直是大海捞针，会把你逼疯的。

如果需要更多理由才能说服你抛弃低血糖饮食，那么让我告诉你一个最重要的理由。要知道，无论是血糖生成指数还是血糖负荷，都没有考虑到胰岛素。记住，摄入某种食物或饮料后血糖水平可能是正常的，但有时血糖水平正常是以胰岛素升高为代价的。用胰岛素升高来维持正常血糖水平，这笔交易可不划算。

这些不确定性完全可以避免，你可以直截了当地全面减少碳水的摄入。要控制整体饮食对血糖的影响，最简单的方法就是摄入碳水总量低的食物和饮料，并且只摄入这些食物和饮料。这样就不会混乱，既不必计数，也不再头疼了。当饮食都是低碳水的，你就不必担心饮食对血糖的影响了。

再想一想公路旅行。如果一幅地图有时会将你引到尚未完工的桥上或封闭施工的道路上，你还会参照这样时准时不准的地图吗？说不定你会冲下悬崖或冲入大海。还是算了吧！还是沿着每次都能引导你抵达目的地的路线行驶吧，这条路上很少拐错弯，也很少颠簸。

二十多年来，我在诊所里实践着一种最简单、直接的路线：减少一切碳水的摄入。就这么简单。在下一章中，你可以决定从多低的碳水摄入量起步，这要基于你的健康史、现状、医疗情况和目标来决定。

扣紧安全带，现在轮到你掌控方向盘了。

第六章

找到你的碳水门槛

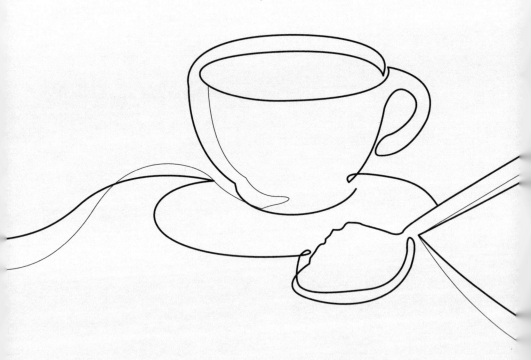

改变生活饮食法的基础是你每天食用的碳水总量。如果你的目标是大幅减重，或者你正面临一些健康问题，那么你摄入的碳水总量需要更低，才能更快速有效地实现目标。如果你对体重很满意，而且健康状况良好，那么碳水的摄入总量就可以宽松一些。

总碳水是什么意思？

如果你尝试过低碳水饮食，或读过这方面的书，那么你可能见过净碳水这个术语。计算净碳水时，要用食物中的总碳水减去纤维和糖醇。有些低碳水项目会让你用净碳水来衡量每日允许的碳水摄入量。这样做的原因是，纤维不被身体吸收，因此也不会像其他形式的碳水那样影响血糖或胰岛素。但在二十多年的行医经历中，我发现有些类型的糖醇会影响血糖，而且在极少数情况下，纤维甚至也会对某些人产生影响。考虑到这种影响，最好的办法还是计算碳水总量。

你可能对糖醇不太熟悉，我来稍微解释。糖醇是给食物增加甜味的化合物，但由于它们实际上不是糖，食品厂家可以用糖醇来给所谓的"无糖"或"零添加糖"产品增甜。糖醇被用作增甜剂，但它们对血糖和胰岛素的影响小于普通糖类。注意，我说的是影响更小，但不是毫无影响。糖醇有不同类型，而且在营养成分标签中是非常显著的一类。看名称就能辨认出来，因为这类化合物的词尾通常带"糖醇"二字，例如麦芽糖醇、甘露醇、山梨糖醇、木糖醇、赤藓糖醇等（第十一章会讲到如何阅读食品标签，并找出总碳水量）。有些种类的糖醇对血糖和胰岛素的影响更大，而且对这些化合物的耐受性也因人而异。

在遵循改变生活饮食法时，最简单的做法就是计算总碳水，这样就不用猜来猜去和面对不确定性了。

改变生活饮食法三阶段

改变生活饮食法分为三个阶段，每个阶段都是由碳水总量的范围界定的。阶段一，每日碳水总量不多于 20 克；阶段二，每日碳水总量不多于 50 克；阶段三最为宽松，每日碳水总量不多于 150 克。我特别强调"不多于"，因为碳水总量的克数是一个上限，是要努力不超过的界限，而非努力达成的目标。如果你处于阶段一，每天最多摄入 20 克碳水。不是说每天必须吃掉 20 克碳水，吃得更少也是可以的。你会发现有时一天只摄入 10 克或 15 克碳水，这完全没问题。没必要为了达到 20 克碳水的上限而额外吃东西。处于阶段二和阶段三时也一样：在阶段二，每天摄入的碳水总量最多 50 克，但如果到睡觉时间，只吃了 35 克或 40 克，那么就没必要达到 50 克碳水；到了阶段三，每天摄入的碳水总量最多 150 克，但少于这个总量是没问题的。

选择适合自己的阶段

下面的表格可以指明改变生活饮食法中适合你的起始阶段，以及相应的碳水总量。我说"起始"，是因为将来你可能会从一个阶段切换到另一个阶段，但在起步时，为了取得最佳效果，最好遵循最符合你需求的阶段。

勾选出与你当前情况最吻合的框，然后计算每一列中勾选框的总数。

改变生活饮食法三阶段及每日总碳水限额

	阶段一（每日总量最多20克）	阶段二（每日总量最多50克）	阶段三（每日总量最多150克）
超重（身体质量指数为25~29）或肥胖（身体质量指数≥30）——根据下文身体质量指数表格选定你的身体质量指数	☐		
腰围大（腹部大），但不超重		☐	
减肥手术后体重反弹	☐		
2 型糖尿病或糖尿病前期	☐		
1 型糖尿病伴有超重或肥胖*	☐		
1 型糖尿病但不超重*		☐	
肠易激综合征	☐		
偏头痛	☐		
低血糖	☐		
脑雾	☐		
脂肪水肿或淋巴水肿	☐		
高血压伴有其他健康问题	☐		
高血压不伴其他健康问题		☐	
痛风伴有其他健康问题	☐		
痛风不伴其他健康问题			
胃灼热（常见于胃食管反流病）	☐		
非酒精性脂肪性肝病	☐		

	阶段一（每日总量最多20克）	阶段二（每日总量最多50克）	阶段三（每日总量最多150克）
慢性肾病	☐		
慢性疲劳综合征或长期精力不足	☐		
纤维性肌痛	☐		
皮赘	☐		
成人痤疮、湿疹或牛皮癣伴有其他健康问题	☐		
成人痤疮、湿疹或牛皮癣不伴其他健康问题		☐	
情绪波动	☐		
女性：严重经前期综合征或痛经	☐		
女性：多囊卵巢综合征	☐		
女性：妊娠后期体重减轻		☐	
女性：妊娠糖尿病		☐	
男性：良性前列腺增生		☐	
男性：原因不明的勃起功能障碍		☐	
健康但有 2 型糖尿病家族史		☐	
处于理想体重不伴健康问题			☐
减重或采用低碳水饮食、生酮饮食、原始人饮食后处于理想体重		☐	
略超重但健康		☐	☐
有竞争力的运动员并且体重理想			
有竞争力的运动员但超重	☐		
勾选方框总数			

看上文表格中这三列得到的总数。被勾选数量最多的一列就是最

适合你的改变生活饮食法起始阶段。如果本身有多种健康问题，或希望大幅减重，就应当从阶段一起步。如果你健康、活跃、精瘦，只想长期保持这种良好的状态，那么阶段三适合你。阶段二是中间阶段，许多人在这个阶段能够获得长期绝佳的健康和幸福。

你不一定永远停留在起始阶段。调整碳水摄入量是一门艺术，而不是精确的科学。有的人在践行一段时间阶段一后，解决了自身的健康问题，也许就可以切换到阶段二了；而有的人从阶段三开始，随后发现健康和体重发展趋势并不乐观，可能会选择暂时调整到阶段二。从阶段三起步的人如果愿意，也可以尝试阶段一。内驱力十足的人可能会从阶段一开始，经过长期实践，逐步切换到阶段三，但很可能永远停留在阶段一或切换到阶段二后一直坚持并获得最佳的身心健康。在接下来几章中，你会了解更多细节。

如果你在改变生活饮食法阶段一那栏总数最高，也不要灰心丧气！许多跟你情况一样的人在列出的每个方面都有了显著改善。身体的复原力是惊人的。当你排除了对身体有害的东西，并摄入身体触底反弹所需的营养，每个细胞都会感受到，身体的良性反应会令你惊讶不已。

> 身体的复原力是惊人的。
> 当你排除了对身体有害的东西，
> 并摄入身体触底反弹所需的营养，
> 每个细胞都会感受到，
> 身体的良性反应会令你惊讶不已。

身体质量指数	健康的身体质量指数						超重的身体质量指数				
	19	20	21	22	23	24	25	26	27	28	29
4'10"	91	96	100	105	110	115	119	124	129	134	138
4'11"	94	99	104	109	114	119	124	128	133	138	143
5'	97	102	107	112	118	123	128	133	138	143	148
5'1"	100	106	111	116	122	127	132	137	143	148	153
5'2"	104	109	115	120	126	131	136	142	147	153	158
5'3"	107	113	118	124	130	135	141	146	152	158	163
5'4"	110	116	122	128	134	140	145	151	157	163	169
5'5"	114	120	126	132	138	144	150	156	162	168	174
5'6"	118	124	130	136	142	148	155	161	167	173	179
5'7"	121	127	134	140	146	153	159	166	172	178	185
5'8"	125	131	138	144	151	158	164	171	177	184	190
5'9"	128	135	142	149	155	162	169	176	182	189	196
5'10"	132	139	146	153	160	167	174	181	188	195	202
5'11"	136	143	150	157	165	172	179	186	193	200	208
6'	140	147	154	162	169	177	184	191	199	206	213
6'1"	144	151	159	166	174	182	189	197	204	212	219
6'2"	148	155	163	171	179	186	194	202	210	218	225
6'3"	152	160	168	176	184	192	200	208	216	224	232
6'4"	156	164	172	180	189	197	205	213	221	230	238

身高

体重（以千克计）

◄——— 风险降低   风险增加 ———►

图 6.1
此图中以千克计量体重，以米计量身高。如果要计算你的身体质量指数，请使用此公式：体重数除以身高数的平方（kg/m²）。例如，如果体重为 84 千克，身高为 1.57 米，则身体质量指数为 84/（1.57×1.57）= 34。有许多在线计算器可以帮助你运算，键入身高和体重即可。

图片来源：Abhijeet Bhosale/Shutterstock.com

肥胖的身体质量指数										极度肥胖的身体质量指数										
30	31	32	33	34	35	36	37	38	39	40	41	42	43	44	45	46	47	48	49	50
143	148	153	158	162	167	172	177	181	186	191	196	201	205	210	215	220	224	229	234	239
148	153	158	163	168	173	178	183	188	193	198	203	208	212	217	222	227	232	237	242	247
153	158	163	169	173	179	184	189	194	199	204	209	215	220	225	230	235	240	245	250	255
158	164	169	174	180	185	190	195	201	206	211	217	222	227	232	238	243	248	254	259	264
164	169	174	180	185	191	196	202	207	213	218	224	229	235	240	246	251	256	262	267	273
169	176	180	186	192	197	203	208	214	220	225	231	237	242	248	254	259	265	270	278	282
174	180	186	192	197	204	209	215	221	227	232	238	244	250	256	262	267	273	279	285	291
180	186	192	198	204	210	216	222	228	234	240	246	252	258	264	270	276	282	288	294	300
186	192	198	204	210	216	223	229	235	241	247	253	260	266	272	278	284	291	297	303	309
191	198	204	211	217	223	230	236	242	249	255	261	268	274	280	287	293	299	306	312	319
197	203	210	216	223	230	236	243	249	256	262	269	276	282	289	295	302	308	315	322	328
203	209	219	223	230	236	243	250	257	263	270	277	284	291	297	304	311	318	324	331	338
209	216	222	229	236	243	250	257	264	271	278	285	292	299	306	313	320	327	334	341	348
215	222	229	236	243	250	257	265	272	279	286	293	301	308	315	322	329	338	343	351	358
221	228	235	243	250	258	265	272	279	287	294	302	309	316	324	331	338	346	353	361	368
227	235	242	250	257	265	272	280	288	295	302	310	318	325	333	340	348	355	363	371	378
233	241	249	256	264	272	280	287	295	303	311	319	326	334	342	350	358	365	373	381	389
240	248	256	264	272	279	287	295	303	311	319	327	335	343	351	359	367	375	383	391	399
246	254	263	271	279	287	295	304	312	320	328	336	344	353	361	369	377	385	394	402	410

体重（以千克计）

风险增加 ⟶

第七章到第九章会逐步帮助你详细了解改变生活饮食法阶段一、阶段二和阶段三。如果表格得分指向阶段二或阶段三，也不要将阶段一跳过不读。因为阶段二和阶段三都建立在阶段一的基础上，所以理解阶段一至关重要。此外，我稍后会解释，即便阶段二或阶段三看起来更适合你，你也可以选择从阶段一开始，这样能体验到阶段二或阶段三无法提供的独特效果。人人都可以遵循阶段一，但不是人人都需要从阶段一开始。即使表格得分指向阶段二或阶段三，按照阶段一执行一两个月也是不错的选择，这样你就发现能从阶段一中获得一些特有的益处，而这些益处在切换到其他阶段后无法得到。具备了这种认知后，你就能够明白是停留在阶段二或阶段三更好，还是执行阶段一能够获得最佳体验。

你觉得有的医生或医学专业人士只是在对你讲话，而不是在与你交谈？你是否感到他们代替你做了所有决定，而你根本没有话语权？改变生活饮食法不会这样。一切都由你来做出选择。现在你是决定方向的驾驶员，我只是帮你导航。你才是了解自己身体的专家。任何人都不会比你更了解自己的身体，这意味着你可以决定下一步怎么做。

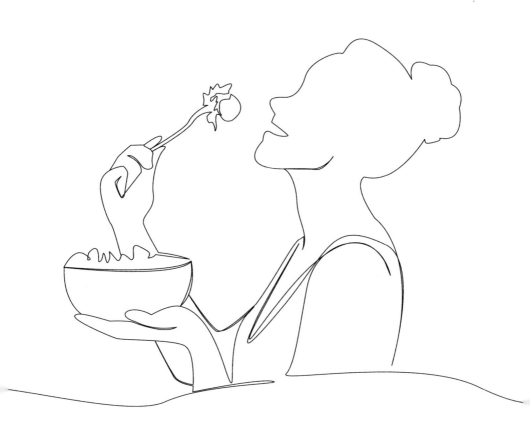

从心力衰竭、脂肪肝、2 型糖尿病、肥胖、肠易激综合征到精力充沛、无痛一身轻、生机勃勃

　　我的生活质量达到了巅峰。我从未这样快乐和健康。对我来说，这完全是个奇迹。

　　我先来说说自己的健康和体重状况：年轻时，我保持着正常的体重和良好的健康状况，三十九岁时一场心脏病发作改变了这一切。我的左冠状动脉前降支 90% 堵塞。这条动脉臭名昭著，有"寡妇制造者"之名，因为它是心脏病发作造成猝死的罪魁祸首。我的动脉中置入了一个支架，然后开始执行心脏病患者的饮食，同时开始服用抗抑郁药物。接下来几年里，尽管我遵循低脂肪饮食并服用大量药物，体重还是大幅增加，并被诊断出一系列疾病，包括胃食管反流病、肠易激综合征、非酒精性脂肪性肝病等。解决方法永远是吃更多药，最终我被诊断是糖尿病前期。

　　2011 年，我被诊断为乳腺导管原位癌，接受了双侧乳房切除术。极其严重的炎症和积液使术后恢复举步维艰，严重到我不得不三次住院。第一次住院是由于急性心脏压塞，有整整一升的心包积液，这次发病的诱因一直无法确定。仅仅一个月后，我再次住院，就是为了清除一侧肺内的积液。第二次住院期间，我被诊断为混合性结缔组织病，这包含好几种自身免疫性疾病，比如红斑狼疮和类风湿性关节炎。治疗从用药开始，我看到了一些小小的改善。但我服用的某些药物影响了血糖和胰岛素水平，使我患上 2 型糖尿病。同时，我的心脏病症状也加重了：气短，无法躺下睡觉，手足水肿，极度疲劳。大多数医生都用自己专业之外的疾病来解释我的症状：心脏病学家怪结缔组织病，风湿病学家怪心脏病。最终我又住院了，这第三次是因为三周内积累了十千克液体。我被诊断为充血性心力衰竭，住院近两周后回家。

　　没过多久，我在工作中崩溃了，表现为低血压性酮症酸中毒。我被紧急送往医院，当时血压为零，脉搏微弱到几乎测不出来，多器官衰竭。多种检测结果表明，一个二尖瓣从过去有轻微反流发展到长期大量渗漏，使心肌严重萎缩，导致灾难性的心肌病（心肌损坏）。这就不是瓣膜置换术能解决的——我需要移植！

　　由于我曾患癌症，治愈五年后才有资格移植（当时癌症治愈一年半）。他们为我

置入了除颤仪，随后的三年半里，我带着一条中心静脉置管和一袋全天流动的药物生活。即便如此，心脏功能也只能达到正常状态的 15%。我等待着，希望这些"临时"措施能够帮我挺到有资格移植之时。医院要求移植申请者的身体质量指数小于 34。我当时超过这一指标（已经达到肥胖程度了），当获得移植资格的日子临近，我清楚自己必须减重，因为性命攸关。我采取了极端措施，基本上是靠挨饿来减重（我可不建议别人这样做）。我的体重减轻到符合移植资格了，但身体质量指数仍然很高。2016 年 10 月，我做了移植，当时体重为 79 千克。移植受体需要服用多种药物，包括抑制免疫系统的类固醇，许多药物会导致体重增加和液体潴留。类固醇一向有升高血糖的坏名声，因此我的糖尿病进一步加重了，每天需要服用两种不同的胰岛素。

我执行了医院营养师推荐的饮食方法（美国糖尿病学会推荐的饮食方法），而体重增加到了 93 千克。这时，我已绝经，正在与各种激素变化做斗争。激素变化加上服用会增重的药物，我几乎不可能减重，体重达到了巅峰，苦不堪言。我有幸得到了一颗新心脏，超重和糖尿病却使新心脏有被损坏的风险，这令我感到痛苦和焦虑。

2017 年，我尝试了一个以计算热量为基础的商业减重项目。我还开始锻炼，在半年内减掉了 6 千克，但是健康状况没有任何改观。我自然感到沮丧，又恢复了日常饮食习惯，也就是没有任何规则的饮食。当年晚些时候，我在研究脂肪肝时看到了一个医生的视频，这个医生说脂肪肝可以通过饮食来逆转。我兴奋地询问肠胃科医生，他说不可能。从过去的健康灾难中，我学会了为自己的利益抗争，所以着手进行更多研究。我从脂肪肝一路研究到糖尿病、自身免疫性疾病，并开始在社交媒体上关注许多医生、营养学家和其他健康专家。我把能找到的各种资料都读了。

我开始了解到肠道健康的概念和慢性炎症的负面影响。我感觉生酮饮食可能适合我，但由于我是心脏移植患者，还是有些担忧。别人向我介绍了一位认可生酮饮食的医生，医生告诉我生酮饮食不但不危险，而且可能相当有益。此外，这位医生专注于围绝经期和绝经期女性健康，这让我确信他很符合我的需求！2019 年 1 月，我首次向这位医生问诊。

同时，我咨询了为我治疗的诸位医生的意见，尤其是心脏移植专家。他们当中大多数都没有听说过生酮，有几位知道生酮的医生建议我不要尝试。我的心脏病专家说他不太了解营养学，即使我想尝试，也最好不要采取极端措施。我下定决心试一试！我享受挑战，现在是时候采取行动了。

经过第一次向生酮医生问诊，我确信这种方法很适合我。我可以扭转局势，公正地对待这颗新心脏了！生酮医生和我都认为我应当减掉大约 23 千克。我从 2019 年 2 月 5 日开始实施，初始体重是 93 千克，糖化血红蛋白为 7.9%。当时，我在服用两种胰岛素、三种降压药和一种治疗胃食管反流病的抗酸剂，并且患有肠易激综合征、玫瑰痤疮、寻常性银屑病、胀气、水肿、重度潮红和疲劳。即便是为了救命，让我减掉 1 千克都很困难，要减去 23 千克简直是天方夜谭。

起始阶段有些艰难，学习曲线很是陡峭。每个人的低碳水饮食体验各不相同。作为绝经期女性，略低脂肪饮食比经典的生酮饮食更适合我。在这个过程的初期，我开始按医生的建议测量身体围长，即便体重秤上的数值变化不大，身体围长也有进展。我还没有完成，但执行生酮饮食 11 个月后，我的体重是 66 千克，糖化血红蛋白是 5.7%。在医生的监督下，我已经不再服用任何胰岛素，只服用一种温和的降压药。胃食管反流病已经治愈，胀气和水肿也好了，脂肪肝得以逆转，潮红非常轻微，寻常性银屑病也不见了，皮肤更加健康，情绪棒极了，有无穷无尽的精力，所有炎症指标都降低了，这使身体各方面都有所改善。全身的围长总共减少了 112 厘米，其中腰围缩小了 25 厘米！裤子的尺寸从美国尺码 18 码减小到了 8 码。我的某些疾病永远无法治愈，但得益于生酮饮食和医生的帮助，这些病的影响已经最小化，我的生活质量达到了巅峰。我从未这样快乐和健康。对我来说，这完全是个奇迹。

我们必须认识到，关于低碳水和生酮，外界的许多信息是可信的，但也有许多错误信息。我发现了许多乐于分享专业知识和经验的人——其中有医学和保健专业人士，也有像我一样经历了转变的普通人。我发自内心地感谢每一个博客、播客、视频制作者和每本书，感谢人们花费宝贵的时间来创作这些内容并与大众分享。我在这趟旅途中不断学习和成长，并以生酮作为生活方式。我丈夫也加入了我，而且已经减重 27 千克！有了伴侣的支持，坚持这种饮食方式变得更容易，但无论如何我都会坚持的。

这种饮食方式以及围绕它产生的社群给了我知识、支持和各种工具，拯救并改善了我的健康和生活。为此我将永远感激。如今，我要把这些信息传递给其他人。我提到过，我的大多数医生都对生酮持怀疑态度，有的甚至直率地反对我尝试，但现在看到我取得了不可否认的积极效果，他们都为我开心。我的妇科医生甚至问了我很多细节，因为她的许多患者都需要这种帮助。

——谢丽尔·B.，美国佛罗里达州拉戈

第七章

改变生活饮食法
阶段一

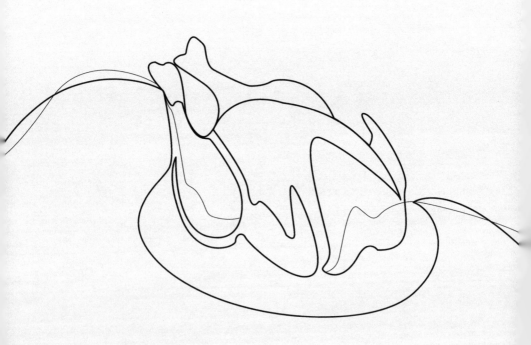

如果前一章的表格中你的总数指向改变生活饮食法阶段一，恭喜你！你已经走在能够使自己感觉良好的路上了。你先理解几个概念，然后就可以加大油门，全速前进了。如果数值指向阶段二或阶段三，还是从本章开始，然后再读相应的章节。

　　你会从阶段一的食物清单中发现，阶段一的总碳水限额是最低的。我们可以用处方药和非处方药做类比。虽然非处方药也有效，但处方药效力更强。碳水限额更高的阶段二和阶段三也可能有效，但阶段一更有力，正如处方药效力更强。如果你当前的体重和健康状况指向阶段一，那么你可能已经长期感到不舒服和筋疲力尽了。如果你对生病和疲劳感到厌倦，那就不要再在"可能奏效"的东西上浪费时间了。你需要正面突破，取得成效。如果你超重或患有高血糖、高胰岛素引发的疾病，最有效的办法就是不再食用最易升高血糖和胰岛素的食物，也就是碳水。

　　改变生活饮食法阶段二和阶段三中更宽松的碳水限额可能对你有效，但阶段一是一定会有效的。如果执行阶段一，那么你不必交叉手指，祈祷好运。在二十年的执业生涯中，我一直在应用阶段一，因此当我向你介绍阶段一，我对它的效力信心十足，恰如我相信处方药的效力。阶段一的成功纪录是经过证实的，非常坚实、可靠，如果阶段一的食物清单是一种药品，它一定能获得国家药品监督管理局的批准。

> **如果你超重或患有高血糖、高胰岛素引发的疾病，最有效的办法就是不再食用最易升高血糖和胰岛素的食物，也就是碳水。**

还是不确定改变生活饮食法阶段一是否适合你吗？如果你已经填写了第六章的表格，但还是不确定哪个阶段是最合适的起始阶段，那么考虑下列问题。

你的生活质量是否受任何身体或心理疾病限制？体重或健康问题是否干扰你参加喜爱的社会活动或体育运动？你并没有确诊任何疾病，却自感健康不佳？你是不是总感到疲劳、疼痛，或被脑雾拖累？情绪波动会不会令你担心或令周围的人感到不舒服？你有没有长期不舒服，以至不记得舒服是什么感觉？

如果上述任何描述适用于你，我鼓励你尝试阶段一，看看它能否解决这些问题。

我在第六章讲过，即使你在表格中的勾选项指向阶段二或阶段三，

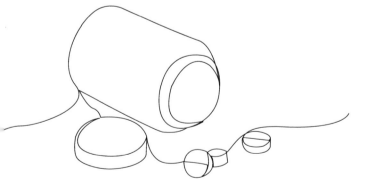

我也鼓励你阅读阶段一的内容，以及考虑执行一段时间阶段一。你可能会发现一些并不显著的问题在不知不觉间解决了，有些你已经习以为常的小问题可能渐渐消失。问题常见不表示它们是正常的。如果你需要每次服用多片抗酸剂或阿司匹林，手提袋或公文包简直像个小型药房，那么即使阶段二或阶段三似乎是较合适的起始阶段，我也劝你先尝试阶段一。

> 你一定听过这句名言：如果你想拥有从未有过的东西，那么你必须去做你从未做过的事。你放弃的是糖和淀粉，但得到的是重新掌控自己的人生。

改变生活饮食法阶段一食物清单

这个清单的设计宗旨是将每日碳水摄入总量控制在 20 克以下。

如果你按照这部分的说明操作，只摄入清单上的食物，无须称量食物，就能将每日碳水摄入量控制在 20 克以下。只要不加入碳水，比如裹上含面粉的面包屑或面糊，就可以用任何喜欢的方式烹饪和准备食物（烧烤、烘烤、蒸、煮、炸、灼、低温慢炖等）。

附录 B 中有一份阶段一食物清单的"小抄"，可供你复印后贴在冰箱上，或者保存在手提袋、公文包、车里。我建议你用手机拍照保存，这样就随手可得了。

蛋白质：不限量

下列食物你可以敞开胃口吃，直到饱足为止。

- 红肉：猪肉（猪大排、肋排、猪肩肉）、牛肉、羊肉、某些野味、内脏、香肠、火腿、培根
- 禽肉：鸡、鸭、鹅、鹌鹑、内脏
- 鱼和贝类：金枪鱼、三文鱼、沙丁鱼、马鲛鱼、鲇鱼、罗非鱼、鳟鱼、鲽鱼、鲷鱼、鳎鱼、鳕鱼等，以及虾、扇贝、蟹和龙虾
- 蛋：含蛋黄和蛋白的全蛋（所有禽蛋均可——鸡蛋、鸭蛋、鹅蛋等）

关于红肉和禽肉

说到红肉，任何部位均可，加工肉类也可，如香肠、培根、肝泥香肠、熟肉（别名午餐肉或冷切肉）。但一定要读一下成分标签，因为腌肉和熟肉可能添加了方糖或红糖。成品的含糖量常常可以忽略不计，但有时一小份的碳水含量也很高。如果对某种食物的碳水总量不确定，就选择一种更像零碳水或接近零碳水的食物，比如选择原味烤牛肉或烟熏牛肉，而不是红糖火腿以及蜂蜜或枫糖浆腌制的鸡胸。说到禽肉，鸡、鸭和其他禽类的任何部位均可：胸、小腿、大腿、翅膀等。你不需要特意买瘦肉或去皮禽肉。你现在可以吃脂肪了——完全可以享受多汁的牛排、肥美的猪排和脆脆的鸡皮！但如果你在尝试减重，就不要在原本就肥美的肉类中再加脂肪了。

关于鱼和贝类

鱼罐头（金枪鱼、三文鱼、马鲛鱼、沙丁鱼等）是可以吃的。但

购买鱼罐头时一定要读标签：购买不含酱汁、不添加糖的原味品种，或者选择碳水总量极低的调味品种。牡蛎、蛤蜊和贻贝的碳水含量略高，所以要少吃。不要食用模拟蟹肉和其他模拟海产品，因为这些一般是用淀粉填充的，碳水含量高。

可限量食用的食物

- 绿叶蔬菜和沙拉蔬菜：每天最多两杯。在烹饪前称量，两杯的量大约两拳大小：芝麻菜、白菜、卷心菜、牛皮菜、香葱、莴苣、甜菜、羽衣甘蓝、芥菜、芜菁、生菜、芹菜、菠菜、菊苣、萝卜、大葱、豆瓣菜。只要是叶子，就可以吃！

- 非淀粉类蔬菜：每天最多一杯。在烹饪前称量，一杯的量大约一拳大小：洋蓟、芦笋、西蓝花、抱子甘蓝、花椰菜、芹菜、黄瓜、茄子、茴香、四季豆、豆薯、球茎甘蓝、韭菜、蘑菇、秋葵、洋葱、扁豆、南瓜、大黄、胡葱、荷兰豆、芽菜（豆芽和苜蓿芽）、蜜豆、西葫芦、番茄、青椒（绿色品种比红色、橙色或黄色品种碳水含量低）。

- 奶酪：每天最多 110 克，包括瑞士奶酪、切达奶酪、高达奶酪、格鲁耶尔奶酪、科尔比奶酪和杰克奶酪等硬质陈年奶酪，以及布里奶酪、卡门贝奶酪、蓝纹奶酪、马苏里拉奶酪、羊奶酪和奶油奶酪等软质奶酪。在阶段一，大多数奶酪都可以吃，但一定要读成分标签，检查碳水总量。一些碳水含量较高的软质奶酪不能吃，比如农家奶酪、意大利乳清奶酪。

- 添加的乳脂：每天最多两餐匙，包括黄油、酥油、淡奶油、高脂稀奶油、低脂稀奶油（也叫鲜奶油）、酸奶油、半脂奶油。

- 沙拉浇汁和添加的油类：每天最多两餐匙，包括橄榄油、油梨油、芝麻油、椰子油、菜籽油、花生油、棕榈油及其他添加的油类。
- 蛋黄酱：每天最多两餐匙。
- 油梨：每天最多半个。
- 橄榄：每天最多六个。
- 柠檬汁或青柠汁：每天最多两餐匙。
- 腌菜：每天最多两份。选择莳萝或无糖腌菜，一定要查看成分标签上的碳水总量。
- 酱油：每天最多两餐匙。

零碳水零食：不限量

无糖吉利丁、猪皮、意大利香肠、煮鸡蛋、肉干（要阅读肉干包装袋上的标签，原味比照烧、烧烤等口味含糖少）。你也可以把前文列出的不限量蛋白质当作零食，例如金枪鱼罐头、烤牛肉或鸡肉、吃剩的冷鸡肉或培根等。上一餐吃剩的冷肉是极好的零食！

饮料：不限量的零碳水饮料

水、咖啡、茶（红茶、绿茶、香草茶）、无糖汽水、无糖冰茶、零热量饮料、零碳水无糖风味饮料、零碳水风味苏打水或气泡水。零碳水咖啡饮料或碳酸饮料也是可以的。咖啡和茶不限量，但如果不喝黑咖啡或红茶，要注意添加的奶油量。

调味品：不限量的香草和香料

罗勒、黑胡椒、辣椒粉、香菜、肉桂、咖喱粉、莳萝、什香粉、大蒜粉、姜粉、肉豆蔻、牛至、红椒粉、芹菜、胡椒粒、迷迭香、百里香、姜黄粉等。要确保你用的香草和香料不含糖，混合调味料或腌制肉类的"干搓"调味料通常含糖。你也可以用新鲜的大蒜或姜，但其碳水含量高于粉末形态，所以要注意用量。

其他调味品

- 醋：意大利黑醋的碳水含量较高，其他所有品种的醋都不限量。只使用一点点意大利黑醋或压根儿不用。
- 辣酱：要阅读成分标签，许多品种都含糖。只使用不增甜的品种。
- 芥末：不要用蜂蜜芥末等含糖或蜂蜜的品种，其他品种均不限量。不要使用增甜的品种。
- 沙拉调味汁：阅读标签，将调味汁的碳水计入全天碳水总量。避免使用显然有甜味的调味汁，例如千岛酱、法式酱、俄式酱、蜂蜜芥末酱、覆盆子油醋汁。只使用每份通常只含有一两克碳水的沙拉调味汁。
- 莎莎酱：阅读标签，将莎莎酱的碳水计入全天碳水总量。避免使用含有杧果、玉米、黑豆的莎莎酱。许多莎莎酱只含有番茄、洋葱、辣椒、香料和醋，就用这种。

你已经了解这部分的主题了吧？阅读标签，将食物的碳水计入全天碳水总量！

替代品参考

- 大米：压成米粒状的花椰菜或西蓝花。
- 面条：切成螺旋片状的绿色（黄色）西葫芦或魔芋面条。
- 牛奶：未增甜的杏仁奶、腰果奶、椰子奶或其他坚果奶。一定要买未增甜的品种，并将其碳水计入全天碳水总量。
- 炸薯条：炸豆薯或西葫芦。
- 土豆泥：花椰菜泥或芹菜酱。
- 烤土豆或家常炸土豆：烤萝卜。
- 鹰嘴豆泥：花椰菜泥或西葫芦泥。
- 面包或卷饼：鸡蛋饼（类似可丽饼的薄饼）、生菜或卷心菜叶。
- 薯片和蘸酱零食：猪皮、奶酪薄脆（100%由奶酪制成）、黄瓜或豆薯片、芹菜棒、生柿子椒片。

食品质量的注意事项

你所吃的食物不必是有机、散养、草饲或牧场放养的，但我建议你在可负担的范围内购买质量最好的食物。无论你是从当地的农贸市场、高端国际超市购买，还是选择当地超市或折扣店的促销商品，只要你严格遵守食品清单，改变生活饮食法阶段一就会奏效。第十一章会讲到一些常见问题。

关于在外用餐

在餐馆点餐或在外吃简餐，并不会影响你坚持阶段一。第十三章会讲到在这些情况下，如何个性化点餐，来保证碳水总量不超过阶段一的限额。

改变生活饮食法阶段一菜单样本

执行阶段一几天内的餐食可能是下面这样。

- 早餐：火腿奶酪蛋卷，咖啡或茶。
- 午餐：无面包汉堡加培根、烤洋葱和酸黄瓜片，附餐沙拉加农场沙拉酱。
- 晚餐：烤三文鱼加烤抱子甘蓝。
- 零食：猪皮、无糖牛肉干、生酮零食棒——但要记住，你并不需要时时刻刻吃零食！
- 饮料：水、咖啡、茶、无糖风味饮料。

- 早餐：肉和素菜杂碎（柿子椒丁、洋葱丁和西葫芦丁做的香肠），咖啡或茶。
- 午餐：牛肉芝士三明治（无面包），水或无糖风味饮料。
- 晚餐：烤猪排配花椰菜泥。
- 甜点：无糖吉利丁加淡奶油。
- 零食：鱼罐头、芹菜和豆薯棒（原味或加蓝纹奶酪/油梨酱）。
- 饮料：水、咖啡、茶、无糖风味饮料。

- 早餐：上一餐吃剩的烘肉卷（无面包屑——是的，早上吃晚餐的食物也没问题），咖啡或茶。
- 午餐：餐前小吃拼盘（萨拉米香肠、意大利熏火腿、其他腌制肉、奶酪、橄榄、腌洋蓟心或蘑菇）。
- 晚餐：加奶酪奶油的鸡和花椰菜砂锅，可加附餐沙拉。

- 零食：魔鬼蛋、意大利辣香肠。
- 饮料：水、咖啡、茶、无糖风味饮料。

更多阶段一餐食和零食建议见第十二章。

这真是不一样……大不一样！

改变生活饮食法很可能与你习惯的饮食方式大不相同，尤其是你从未尝试过低碳水饮食的话。但这正是目的！读这本书就是为了找到不同的饮食方式。如果你现在采用的方式奏效，就不会读这本书了。

这里的关键词就是"不同"。要多关注不同，少关注困难。阶段一

情绪化进食

对正常的胃口来说，阶段一的食物清单是有效的，但有些人不是出于真正的生理饥饿而进食。他们进食通常是因为无聊、孤单、疲劳、快乐、生气、焦虑、压力过大、拖延、哀悼、庆祝等。如果你不属于这类人，很好；但如果你边看边点头，欢迎来到人类群体。你会发现许多同类。

你会发现阶段一能够在一定程度上缓解这种情况。除非亲身经历，否则你可能难以相信，感到饥饿的频率和程度都会较之前有所降低。你可能一连几个小时都不会想起食物的事，这或许是人生第一次。如果你长期出于饥饿之外的原因求助于食物，那么阶段一不会如魔法般一夜之间消除这些根深蒂固的行为模式，但改变饮食习惯可以使你少一些挣扎。

可能令你感到新奇，但不一定困难。我已经将其设计得尽可能简单，并不要求你称量食物，或记录所吃的食物。

然而，简单不意味着容易。跑马拉松很简单——你要做的就是把一只脚落在另一只脚前面，这样交替落脚大约四十二千米，就能越过终点线。就这么简单！但显然并不容易。阶段一很简单，但我不能打包票说它很容易。对有的人来说很容易。你可能感觉棒极了——也许数十年来从没感觉这么好——因此一切顺利，压根儿不去想那些被排除在生活之外的食物。那些食物让你不舒服，你很高兴摆脱它们。但是，你也可能面临困难，我并不想粉饰太平。

最好为那些你能吃的食物感到欢欣鼓舞，而不是渴望那些不能吃的食物。记住，你虽然放弃了面包、意大利面食、土豆和甜食，但你得到了精力、活力和力量。

也许你多年来吃着干巴巴的无皮鸡胸肉，那么现在你可以放心地吃带脆皮的美味鸡小腿和鸡大腿了。也许你一直都尽可能购买最精瘦的猪肉——那些肉眼可见不带任何脂肪的部位，现在你可以毫不内疚地吃培根和入口即化的意大利熏火腿，并且完全不必担心要在跑步机上跑多久才能消耗这些热量。

启动阶段一

找一位家庭成员或朋友与你一同执行这种饮食法，会使本就简单的战略更容易。当糖或淀粉在呼唤你的名字时，这份精神支持也很有帮助。人人都能践行改变生活饮食法。即使周围的人并没有超重或没有任何特定的健康问题，他们也同样可以执行这一计划。记住，没有人会因为不再吃糖而导致健康恶化，包括孩子。无论家人或朋友与你一同执行阶段一，还是直接从更适合他们的阶段二或阶段三开始，他们都可以通过改善自己的饮食习惯来支持你。你也可以从无数的论坛和网站找到志同道合的人，但是要记住，还有许多其他版本的低碳水饮食。有的版本与阶段一大不相同，所以要谨慎听取和你饮食方式不同的人的建议。

启动阶段一时，可能要对冰箱、冷柜和餐边柜来一次大清扫。如果你独居，可以把所有糖和淀粉都清理出厨房，这种方式比较简单；但如果你与家人同住，或与室友共用厨房，就不能这么做了。即使你是家里的厨师长，并且是唯一遵循改变生活饮食法的人，你也会发现不必完全改变家庭餐食。蛋白质和非淀粉类蔬菜适合所有人，因此餐食中的这部分可以出现在每个人的餐盘中。只给想要的人的盘中加上一份淀粉，而不要给自己的盘中加就可以了。比如，用慢炖锅或压力锅炖一份牛肩肉，配上洋葱、芹菜和萝卜，再用烤箱烤些土豆。吃淀粉的家庭成员可以吃土豆，践行低碳水饮食的成员则不吃。如果做肉丸，配上番茄沙司和沙拉。执行阶段一的人吃这些就够了，吃淀粉的人可以把这些浇在意大利面上吃。做肉丸不需要面包屑，但如果你只用肉和香料觉得不放心，在食品加工机里加些原味猪皮，就可以做出零碳水"面包屑"了。

你可能不太习惯这种烹饪方式，但它也不像火箭科学那么难。你也不是要飞往土星。你仍然在地球上，吃的是早已吃惯的食物，只是去掉了糖和淀粉。对有些人来说，烹饪方式改变不大，变化仅是把甜食和淀粉质食物略去。家人想吃的话可以吃，但他们也可以与你一同执行改变生活饮食法，从任何阶段开始都可以。别忘了，从来没有人因为缺少面包而丧命。

阶段一的原理

现在你已经看过阶段一的食物清单和菜单样本，可能有些疑问：为什么有的食物允许吃，而有的不允许？你也可能会疑惑一旦开始这种新的饮食方式，会发生些什么。下面是我的一些患者常提的问题及其答案，还有一些小贴士，这些能够帮助你顺利转变，尽快适应阶段一。第十一章会解答关于低碳水饮食和改变生活饮食法的普遍问题。在此，我会提供关于阶段一的特定信息。

为什么阶段一如此严格？

我知道，改变生活饮食法阶段一的食物清单可能有点吓人。这个清单与你目前的饮食可能相去甚远。事实上，它可能跟你这辈子的饮食方式都大相径庭！最重要的是，它与你常常听到的关于减重和保持整体健康的建议也大不相同。但与众不同不表示不好或有错。只是你对这种方式还有些陌生。在美国，车在马路右侧行驶，但在英国等国家，车在左侧行驶。两者不分优劣、对错，只是不同的做事方式。

记住，阶段一是改变生活饮食法中效力更强的处方药版本。你需要的是更有力、更有效的策略。不要再在无效的方法上浪费时间了。你可能在一些半吊子办法上浪费了时间、金钱和情绪能量，却未能如愿。你需要习惯和适应这次改变，但应该这样看待：阶段一不是一种惩罚，而是通往新生活的路线图——精力更充沛、血糖更低、皮肤更清透、活动力更强、情绪更好、不再有关节疼痛，甚至性生活也会改善。你放弃的是糖和淀粉，得到的是重新掌控自己的人生。

你一定听过这句名言吧，"想拥有从未有过的东西，就必须做从未做过的事"。如果你一生中大多数时间都被健康不佳和超重困扰，是时候做出改变了。如果你大部分时间都是健康、迷人的，只是近期才出现了健康问题，那么你仍然需要做出一些改变。还有一句老话，"带你来到此处的，无法送你去彼处"。如果年轻活跃时你曾遵循高碳水饮食，那种饮食方式在当时是适合你的。如果现在它不再奏效，就尝试一下别的战术。与数年前甚至数十年前相比，你对音乐、衣着甚至恋人的偏好都改变了，为什么还要在饮食方式上因循守旧呢？

不要为不能吃阶段一清单之外的食物而忧伤。反之，你应当因为那些能吃的食物而欢呼。我知道，你很难想象要放弃一些打记事以来就习惯的食物，但不要再向后看了，请向前看。一旦开始，你就会感觉特别良好，根本不会再想念那些让你疲劳、疼痛、焦虑、易怒、超重、血糖忽上忽下的食物。再见，终于摆脱了！

阶段一适合哪些人？

改变生活饮食法是为每一位走进我诊所大门的人准备的，他们包括女性、男性、年轻者、年长者、超重者、肥胖者、体重正常者、糖尿病患者、糖尿病前期患者、高血压患者、痛风患者、代谢综合征患者、运动员、久坐者、困在轮椅上或有其他残疾的人，来自各行各业，有着不同的种族、民族或遗传背景。阶段一的方法能够保证高度差异化的人群都取得效果。未来，你可能在增加碳水摄入的情况下，同样成功减掉体重，缓解健康问题并维持健康状态，但目前阶段一就是解决问题最有效、最迅速的方式，是最适合你的起始阶段。

> " 因体重或健康问题而在生活中
> 缺席才是一种束缚。减碳水从而使自己摆脱
> 这些问题并不是束缚，而是解放。"

　　你离目标越遥远，需要采取的措施就越严格。从碳水限额的角度来说，阶段一是改变生活饮食法中最具约束力的阶段，因为严重超重或患有严重代谢疾病时，严格限制碳水摄入是最有效的。如果你觉得阶段一食物清单的限制太多，要记住，时刻感到疲劳同样是限制。还有许多限制，例如关节疼痛，脑雾，偏头痛，多囊卵巢综合征引起的不孕不育，为治疗 2 型糖尿病而给自己注射胰岛素，把辛辛苦苦赚来的钱花在买越来越多的药上。因体重或健康问题而在生活中缺席才是一种束缚。减少碳水摄入从而使自己摆脱这些问题并不是束缚，而是解放。

　　阶段一的严格也是它的美和简约所在。成功践行阶段一，不要求践行者有营养学高级学位。把碳水摄入量控制在如此低的水平，一定能燃烧脂肪。你根本不需要记录食物或检测是否在燃烧脂肪，当然，如果你想这么做也可以（稍后再详述这一点）。起初，当你完全是新手，你可以拿出量勺看看一餐匙是多少，一旦对此充分有了概念，就不需要称量食物了。我的患者都有工作、家庭、责任，坦白说，比起用各种App、电子表格和食品秤把每顿饭搞得复杂无比，他们都有更

重要的事要做，你也一样。食物是用来享受的，你不用做数学题就可以享受食物——减掉一些碳水就可以了！

> **成功践行阶段一，不要求践行者有
> 营养学高级学位。把碳水摄入量控制在
> 如此低的水平，一定能燃烧脂肪。
> 食物是用来享受的，你不用做数学题就可以享受
> 食物——减掉一些碳水就可以了！**

　　除了受体重和代谢疾病困扰的人群，对糖分上瘾的人群也应当从阶段一开始。拿出最佳判断力来决定你是否属于这个类别，并不需要医生来做诊断。如果糖分怪兽的触角缠住了你，那么你大概已经发现了。如果你准备好永远摆脱这个怪兽，就从阶段一开始。如果你体重达标，没有任何疾病，阶段二或阶段三可能就足够了，但根据我治疗患者的经验，最好坚定立场：从饮食中排除甜食和淀粉类食物，是让怪兽撤退最快、最有效的方式。如果你感觉自己成了糖分的囚徒，就彻底消灭它吧。不要与罪犯讲条件，也不要与糖分讲条件。

> **你对糖分上瘾吗？
> 如果糖分怪兽的触角缠住了你，
> 而你已经准备好要永远摆脱它，
> 就从阶段一开始。**

前文讲过，淀粉是由众多单个葡萄糖分子串联成的长分子链。如果你觉得摄入淀粉类食物不会触发对甜食的渴望，那么可以尝试切换到阶段二或阶段三，同时将糖分怪兽拒之千里。但起初最好尝试一段时间阶段一，这样可以体验由自己而不是糖分掌控人生的感觉。

如果你在餐间会出现低血糖，并且很难连续几小时不吃零食，那么阶段一是最合适的起始阶段。如果你在第六章的表格中勾选了低血糖，就应当选择阶段一。即便你没有健康问题，对体重也很满意，仅低血糖一项也意味着你应当尝试阶段一。对低血糖患者通常的建议是少食多餐，或一天中多次摄取零食"来维持血糖水平"，避免血糖骤降，以及急性低血糖的一系列症状，例如易怒、发抖、眩晕、恶心和极度饥饿。但问题不在于饮食中缺少糖，而在于你之前摄入的碳水引起了巨大的胰岛素反应，过激的胰岛素反应使血糖水平过低。在这种场景下，每几个小时摄入碳水，就像燃起几小堆火，然后不断地扑灭它们。解决办法不是不断地往火苗上浇水，而是从源头上停止点火的行为。如果除了低血糖你没有其他健康问题，那么短暂执行阶段一后，你可以像糖分上瘾的人一样尝试转换到阶段二或阶段三，体验血糖水平稳定一整天的感觉。如果低血糖再次出现，你可以随时回到阶段一重新开始。

水果不能吃？豆类也不能吃？

不行。水果和豆类都不能吃。我知道这可能令你很惊讶。你可能习惯性地认为这些食物是理想的健康饮食，尤其是水果。你可能一辈子都听人在强调："水果蔬菜，水果蔬菜，水果蔬菜！""水果"和"蔬菜"这两个词总是携手出现，让你以为它们一模一样，对健康的益处也别无二致。

其实，很长一段时间，"堵塞动脉"和"饱和脂肪酸"这两个词也是密不可分的：堵塞动脉的饱和脂肪酸。"全麦"和"有益于心脏"也是一样：有益于心脏的全麦。如今，证据显示专家对饱和脂肪酸的看法是错误的，饱和脂肪酸不会堵塞动脉，而对存在胰岛素抵抗和碳水耐受性极低的人群而言，全麦其实并不比精制谷物优越。全麦和精制谷物都会引起血糖迅速升高和胰岛素大量分泌，因此全麦对这些人来说根本无益于心脏健康。

如果专家对饱和脂肪酸和全麦的观点是错误的，那么他们对钟爱的"水果蔬菜"的观点也可能是错的。想一想：水果和蔬菜的代谢效果完全不同，尤其是非淀粉类蔬菜。考虑到我在讲血糖生成指数时提到的个体差异，炒菠菜或烤茄子和香蕉、葡萄、杧果、木瓜做成的水果沙拉比较，两者对血糖和胰岛素的影响必然大不相同。

> 炒菠菜或烤茄子和香蕉、葡萄、杧果、木瓜做成的水果沙拉比较，**两者对血糖和胰岛素的影响必然大不相同，所以别再把"水果"和"蔬菜"相提并论了，好像它们毫无二致。**

而豆类有时被视为蛋白质来源，特别是素食者或严格素食者。豆类确实能提供蛋白质，但伴随蛋白质而来的还有大量碳水。你可以从牛肉、羊肉、禽肉和鱼中获取更多蛋白质，而且几乎不摄入碳水。记住，这个游戏的名称是极低碳水，而一份豆类提供的碳水多于蛋白质。

改变生活饮食法阶段二包括有限的水果和豆类，阶段三允许的分量更宽松，所以这些食物并不是不健康、没营养，也不是不能成为健康饮食。许多人吃这些食物不会产生副作用。我说过，全世界数十亿人摄入水果和豆类，而这无碍于他们保持苗条和健康。但如果你患有肥胖或已知由慢性高血糖、高胰岛素引发的疾病，就需要暂时限制这些食物的摄入。有些人对碳水的耐受性更高，有些人从未患代谢疾病，不要将自己与这些人比较。从代谢角度来说，他们与你不是同伴，对他们奏效的方式很可能对你并不奏效。阶段一的主要目的是在你身体中引发一种代谢转换，从燃烧糖分转换为燃烧脂肪。如果你不断在油箱中加入碳水，怎么能转变为燃烧脂肪呢？对你来说，目前最好避免摄入水果和豆类。

> 有些人对碳水的耐受性更高，
> 有些人从未患代谢疾病，不要将自己与
> 这些人比较。从代谢角度来说，他们与你不是同伴，
> 对他们奏效的方式很可能对你并不奏效。

蛋白质和零碳水零食真的可以不限量吗？

我总是告诉患者：蛋白质和零碳水零食可以敞开了吃。但我知道你不会想吃太多！如果十年来你一直都在吃难以下咽的麸皮麦片和无皮鸡肉，那么你可以纵容自己吃一整包培根，但新鲜感很快就会消退。与那些要求计算各种食物的热量的减重方式相比，采用改变生活饮食法阶段一的话，你不太可能过量摄入阶段一的食物。即使你随心所欲

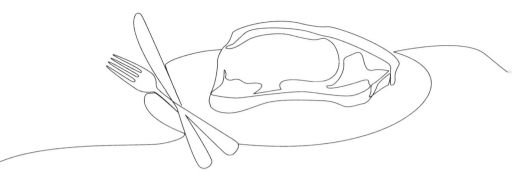

地吃牛排，尤其是大块牛排，可能也只会吃一块，而不太可能继续吃第二块、第三块甚至第四块。但吃薯片或蜜烤坚果时还是要"适度节制"。祝你好运！

所以，动物蛋白和零碳水零食是不限量的，但如果尝试一段时间后效果不理想，尤其是减脂效果不理想，那么你还是要考虑对食物进行几天的追踪。原味、未加调料的猪皮虽然是零碳水，却不是零热量。

我一定要吃清单上所有的食物吗？

不必。阶段一食物清单列出的是可以吃而不是必须吃的食物。从中选择你喜欢的食物，并据此设计自己的饮食。如果你的宗教信仰不允许吃猪肉或贝类，就忽略这些食物，只吃适合你的蛋白质；如果乳糖不耐受，就忽略乳制品。将每日碳水摄入量控制在 20 克以下，不要吃清单上没有的食物，除了这两条硬性要求，阶段一完全可以为你量身定制，来适应你的需求和偏好（事实上，三个阶段都是如此）。你甚至可以在一定范围内调换清单上的食物。如果你不爱吃油梨，可以不吃那半个油梨，转而吃双份的奶油或蛋黄酱，反之亦然。

只要将碳水摄入量控制在 20 克以下，我为什么还要控制食物种类呢？

事实上，只要你将碳水控制在阈值之下，或许就可以尝试吃任何爱吃的食物，但我不保证这能奏效。改变生活饮食法阶段一的食物清单已经由我的患者践行了二十年，他们应用这幅路线图成功抵达目的地。这幅地图也能带你成功抵达。但如果你决定自行选择道路，越野驾驶，能否顺利抵达目的地就存在不确定性。

在将碳水控制在 20 克以下的前提下，吃任何想吃的食物，也许能够奏效，但严格执行阶段一的计划能够帮助你更加轻松地获得理想效果。有一种广受欢迎的巧克力曲奇，仅一块曲奇就含有 11 克碳水。一块曲奇！所以，吃两块曲奇就会达到当天的碳水总量限额——你只吃两块曲奇的话。即使能控制自己只吃两块，你也会在之后几个小时都念念不忘，使出浑身力气抵抗馋涎欲滴的扰人念头。你不爱吃巧克力？更爱吃咸咸脆脆的东西？大约十二片奶酪烤玉米就含有 18 克碳水。十二片！干掉那十二片玉米，你就能保证不会再馋了吗？

现在，我们来看看阶段一食物清单中列明的碳水来源。85 克西蓝花大约只含有 7 克碳水，而且吃掉这么一大份你就不会想吃更多了。即使你特别爱吃西蓝花，还想多吃些，一百多克应该也足够了，不会一小时后还被不饱足感困扰而仍然想吃西蓝花。同样，芦笋的碳水含量更低，85 克芦笋大约只含有 4 克碳水。吃一百多克芦笋你应该就感到满足了，特别是裹上培根的烤芦笋。这种方法的底线是，只要你将碳水总量控制在极低水平，就可以尝试加入其他食物。但与其他碳水来源相比，阶段一食物的摄入量比较容易控制，不容易挑起生理和心理上对糖分或淀粉的渴求。

最好严格遵照食物清单，而不是只要将每日碳水摄入总量控制在20克以下，就可以吃任何爱吃的食物，这样做的一个原因在于总碳水和净碳水的差异。食品厂家已经感知到低碳水饮食广受欢迎的趋势，也了解人们正在大幅减少糖分摄入量。为了使自己的产品吸引更多控制糖分和其他碳水的人群，这些精明的商家从产品中去掉了一部分糖和淀粉，代之以糖醇、各种形式的纤维和其他替代品。如果你计算的是净碳水，可以把所有这些碳水减去，最终得到极低的净碳水量，这看起来非常适合低碳水饮食。然而，净碳水量低并不必然意味着某种食物适合改变生活饮食法阶段一，因为在阶段一将碳水摄入量控制在极低水平至关重要。记住，有的人对某些糖醇比较敏感，这些糖醇对他们的血糖和胰岛素的影响可能会使减重或改善健康状况更加困难。举几个现实生活中的例子，自称净碳水含量低的面包、曲奇和冰激凌数不胜数，狼吞虎咽地吃掉几百克这种"低碳水"冰激凌或曲奇，净碳水量仍然较低，但热量和总碳水量会迅速累加。这是一些减脂的人迟迟没有成效的常见原因，对有些人来说，糖醇可能会妨碍血糖水平的改善。

阶段一是生酮饮食吗？

是的！我讲过，即使你目前的体重和健康状况指向阶段二或阶段三，也可以选择从阶段一开始，因为在阶段一能体验阶段二或阶段三难以带来的益处。这些积极效果部分得益于阶段一的生酮饮食特点。

但阶段一不仅是一种产生酮体的饮食方式，还是燃烧脂肪的饮食方式。改变生活饮食法三个阶段都有助于燃烧脂肪，但阶段一最有力。如果你需要减掉多余的体重，应主要燃烧自身储存的脂肪，其次是摄取的脂肪。如果你对体重很满意，但患有高血糖或高胰岛素引发的慢性疾病，那么会主要燃烧摄取的脂肪，这有助于你维持目前的体重。无论燃烧体脂还是摄取的脂肪，你都能够产生酮体，但改变生活饮食法阶段一的目的不在于产生酮体，而是将血糖和胰岛素维持在健康的水平，并将新陈代谢调整为燃烧脂肪的模式。这个过程中的第二部分——燃烧脂肪，是第一部分——控制血糖和胰岛素的直接结果。

什么是酮症？

酮症是身体燃烧脂肪的一种代谢状态。燃烧脂肪会产生一种副产品，即称作酮体的分子，而身体可以将酮体作为燃料，就像燃烧脂肪和葡萄糖一样。胰岛素水平极低时就会发生酮症。酮症有各种引发方式，但阶段一的方式是将碳水摄入总量控制在极低水平，以便将血糖和胰岛素维持在健康的水平。

你可能想知道什么因素决定一种饮食方式属于生酮，这个问题很重要！如果你浏览过一些生酮论坛和网站，或翻阅过生酮烹饪书籍，可能会以为生酮就是脂肪吃得越多越好——你会得出这样的结论不足为奇。很多论调都宣称要把一切食物泡在黄油里，要往咖啡里加椰子油。这就是生酮魔法！

但这样说是不准确的。我必须立即澄清一件事：生酮饮食的关键在于去掉碳水，而不是加入大坨脂肪。阶段一旨在帮助你实现一种代谢转换，从燃烧碳水改为燃烧脂肪，这一转换是通过摄入极少碳水而不是摄入大量脂肪实现的。如果吃大量脂肪就能使身体燃烧脂肪，那么你吃五个贝果，并在贝果上涂抹足量的黄油和奶油奶酪，你就会成为一架脂肪燃烧机器了。但事实并非如此。涂抹大量富含脂肪的酱并不能引起酮症，要去掉贝果才行。

> 生酮饮食的关键在于去掉碳水，
> 而不是加入大坨脂肪。胰岛素水平低
> 才会引发酮症，大嚼特嚼脂肪并不能
> 降低胰岛素水平，不吃碳水才行。

记住：胰岛素水平低才会引发酮症。大嚼特嚼脂肪并不能降低胰岛素水平，不吃碳水才行。

碳水摄入量这么低，我的身体能正常运转吗？

可以，完全可以！你可能会有些担心，以前听到的都是人需要碳水提供热量，或大脑每天都需要一定量的葡萄糖，而推荐量常常远超20克。首先，记住卡路里是什么，它是衡量热量的单位。每克脂肪能提供 9 卡路里，而每克碳水只能提供 4 卡路里，所以如果你担心热量不足，吃脂肪比吃碳水好——每克脂肪能够提供的热量是每克碳水的两倍多。至于大脑，我们花点时间来说清楚。

大脑确实需要一定量的葡萄糖以维持运转。一个重要的知识点是，需要葡萄糖与需要饮食中的碳水是两码事。身体可以用其他物质制造葡萄糖，例如蛋白质可以转化为氨基酸。所以即使不吃任何碳水，大脑也能够获得足够的葡萄糖。如果身体没办法制造葡萄糖，任何人都无法经受住哪怕一天的断食，那么断食二十四小时就会脑死亡了，对吗？这么一来，你就会发现，别说是不吃碳水，即使任何食物都不吃，身体也有办法为大脑提供葡萄糖！

关于为大脑提供燃料，另一个需要理解的知识点是，大脑需要大量葡萄糖，不表示大脑只能使用葡萄糖。事实上，大脑是燃烧酮体的高手。酮体是大脑的绝佳燃料，这也可以在一定程度上解释为什么坚持生酮饮食的人感到思维更清晰，脑雾被驱散了。如果大脑能够燃烧酮体，酮体就可以取代原本被需要的一部分葡萄糖。就像混合动力车：车用的电越多，需要的汽油就越少。大脑使用的酮体越多，需要的葡萄糖就越少，不过目前的科学研究还无法证明大脑可以完全依靠酮体运转。已知的信息表明，即使执行改变生活饮食法等生酮饮食，大脑仍然需要一定量的葡萄糖。幸好身体有能力自行产生葡萄糖，即使饮食中完全没有碳水，身体制造的葡萄糖也足够大脑使用了。

> **大脑确实需要一定量的葡萄糖以维持运转。一个重要的知识点是，需要葡萄糖与需要饮食中的碳水是两码事。身体可以用其他物质制造葡萄糖，所以即使不吃任何碳水，大脑也能够获得足够的葡萄糖。**

临床生酮饮食与商业化生酮饮食

我解释过，阶段一的约束比较严格，因为只有这样，才能保证它对走进我诊所的每位患者都有效。有的患者或许执行阶段二这样更宽松的计划也能取得同样的成效，但我知道，阶段一会对所有患者奏效，无一例外。对碳水的耐受性因人而异。有的人即使选择更宽松的碳水摄入量，比如每天高达 40~60 克，也同样能燃烧脂肪并产生酮体。但除非是受复杂因素影响的极端情况，将碳水摄入总量控制在每天 20 克以下，可以确保每个人都成功转换到燃烧脂肪和产生酮体的状态。

你可以把改变生活饮食法阶段一看作临床生酮饮食，把其他方式看作商业化生酮饮食。后者对健康问题不那么严重的人群有效，但如果第六章的表格将你指向阶段一，那么你暂时不要随意尝试商业化生酮饮食。你可以把阶段一这种临床生酮饮食看作治疗策略，而把商业化生酮饮食看作维持方法。医生开处方或营养专家推荐补充剂时，可能起初会让你大剂量服用一段时间，随后可能会调整到长期较小剂量服用。这两种剂量通常称作治疗剂量和维持剂量。治疗方法通常对严重的急性疾病最为有效，而随着情况好转，就该采用维持方法了。这个道理对饮食同样适用。

> 临床生酮饮食虽然严格，但很简单。
> 多年来感觉不舒服已经是很大的损失了。
> 现在就扯掉绷带，踏入新生活吧。

临床生酮饮食虽然严格，但很简单。商业化生酮饮食为以"生酮"之名营销的产品打开了大门，例如杏仁粉布朗尼、椰子粉司康、低碳水麦片和格兰诺拉麦片等。与用普通面粉和糖做成的传统品种相比，这些食品的脂肪含量高而碳水含量低，但对碳水敏感度极高的人群来说，这些产品的碳水含量可能还是不够低，不足以带来充分的代谢益处。高碳水美食的这些低碳水替代品并非毫无益处。有的人可以将它们纳入饮食并取得良好的成效，但它们不适合所有人。我希望这个计划对正在读这本书的每个人都奏效，而且我希望能一举奏效。多年来感觉不舒服已经是很大的损失了。现在就扯掉绷带，踏入新生活吧。

商业化生酮饮食还包括一些非必要的食物，它们对你的成功毫无意义——除非你觉得钱包变轻是件有意义的事。市面上既不缺打着"生酮必备"旗号的产品，也不缺专门贩卖恐惧、哗众取宠的网络"专家"，他们极力说服你相信唯一有效的办法就是购买他们那贵得要死的十四天排毒方案、获专利的碱性粉末或超级食物排毒法。

我告诉你，你可以的。你只要用改变生活饮食法阶段一的食物清单武装自己，并坚持相信自己值得，就能够成功。

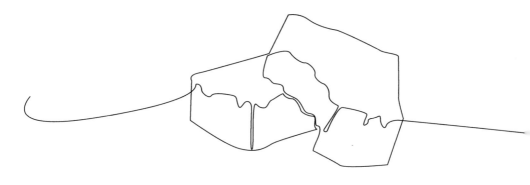

> **你只要用改变生活饮食法阶段一的食物清单武装自己，并坚持相信自己值得，就能够成功。**

酮症危险吗？

有一种病叫作酮症酸中毒，这很危险，但不要把它与营养性酮症混淆了。营养性酮症与酮症酸中毒可不是一回事。对这两者的误解制造了一些障碍，使一些医学和营养学专业人士不敢向那些最能够得益于低碳水饮食和生酮饮食的人群推荐这些方法。现在该扫清这种障碍了。

酮症酸中毒极少发生在1型糖尿病患者身上，偶尔会发生在2型糖尿病患者身上。在下述情况下会发生酮症酸中毒：胰岛素剂量与患者的饮食不匹配；患者生病，使血糖管理更为复杂，也改变了身体对食物和药物的反应。酮体分子是酸性的，当它们在血液中积累到极高水平时，血液可能呈酸性，这种状况可能危及生命。有些治疗2型糖尿病的药物也可能引起酮症酸中毒。

但非1型糖尿病患者的身体有制衡机制，能够避免酮体水平接近酸中毒。事实上，在非1型糖尿病患者体内，酮体能够自我控制。随着酮体水平升高，酮体生产就被抑制了；酮体能够限制自身合成，其中一种方式是通过胰岛素实现的，只需要少量的胰岛素就能阻止酮体达到危险的水平。在胰腺能产生胰岛素的人体内，酮体水平升高会给胰腺发出信号，让其释放胰岛素——不像吃碳水时产生那么多，恰好足够抑制酮体水平。如果你在采用低碳水饮食或生酮饮食，这意味着你的酮体水平轻微升高，但血糖处于健康的水平，完全没有血液变成酸性的风险。

1 型糖尿病患者的情况有所不同。1 型糖尿病是一种自身免疫性疾病，会导致身体错误地攻击和摧毁胰腺中分泌胰岛素的细胞。此类患者极少分泌甚至不分泌胰岛素，所以当他们的酮体水平升高时，就没有胰岛素可以抑制酮体。这也是 1 型糖尿病患者需要注射胰岛素的原因之一。胰岛素本身并不是敌人，而是一种必需的激素！我们大多数人的问题在于胰岛素分泌过多、过于频繁。同时，胰岛素分泌不足导致血糖水平过高。虽然在血糖水平正常的情况下也可能发生酮症酸中毒，但它通常是在血糖水平极高的情况下发生的。这并不意味着 1 型糖尿病患者不能采用生酮饮食。他们同样可以，实际上，许多采用生酮饮食的 1 型糖尿病患者的血糖控制都获得了显著进步（详见附录A）。

综上所述，改变生活饮食法阶段一及类似的极低碳水饮食引发的营养性酮症并不危险。你在采用阶段一时所体验的种种积极效果恰恰是由酮症状态引起的，所以抛开恐惧，张开双臂欢迎酮症吧。罗伯特·阿特金斯博士将营养性酮症称为"良性饮食性酮症"，但受控的营养性酮症不仅仅是良性的，而且是善意的。

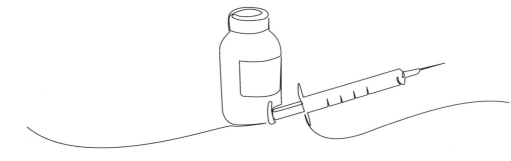

> 改变生活饮食法阶段一及类似的极低
> 碳水饮食引发的营养性酮症并不危险。
> 你在采用阶段一时所体验的种种积极效果恰恰
> 是由酮症引起的，所以抛开恐惧，张开双臂欢迎酮症吧。
> 罗伯特·阿特金斯博士将营养性酮症称为
> "良性饮食性酮症"，但受控的营养性酮症
> 不仅仅是良性的，而且是善意的。

蛋白质不是也会影响胰岛素吗？

如果你过去几年一直围绕低碳水和生酮打转，可能有人向你推荐过较低蛋白质饮食，理由是蛋白质对胰岛素有影响。蛋白质会刺激胰岛素分泌，但这与碳水对胰岛素的影响不同。蛋白质是在较长时间内逐渐引发胰岛素平缓上升。这与碳水特别是精制碳水对胰岛素的影响有天壤之别。精制碳水通常会引起胰岛素快速大量分泌。两者的差异恰如温柔的春风与狂暴的飓风。虽然都是风，但量级和影响有天壤之别。完全不必担心蛋白质对胰岛素的温和影响。胰岛素这种关键激素，对维持代谢功能和整体健康都至关重要。

碳水（特别是精制碳水）会使胰岛素骤升，即导致胰岛素迅速大量升高；而蛋白质会促使胰岛素逐渐少量升高，这是完全正常的生理性升高，没有什么可害怕的。事实上，这种效果是很有必要的。记住，胰岛素不是坏事，它有许多与血糖无关的关键功能。胰岛素分泌过多和过于频繁是个问题，但你确实需要一些胰岛素。正如过多的氧气或水也可能致命，但这并不意味着你应该害怕氧气和水。

你可能知道胰岛素能够帮助碳水进入肌肉细胞和其他细胞，但胰岛素也有助于氨基酸进入细胞。所以，如果你想从所吃的蛋白质中获益，帮助肌肉和骨骼以及头发和指甲生长，保持皮肤、肌腱和韧带健康，还不用说获得所有由蛋白质组成的其他物质，比如酶、某些激素和免疫系统中的抗体——那么正需要胰岛素的这种作用。注意"作用"这个词，这是正常和必要的生理作用，而不是病态、有害的骤升。

在遵循低碳水或生酮饮食时——事实上，在遵循改变生活饮食法三个阶段中的任意一个阶段时——都没有必要害怕蛋白质。再看看阶段一的食物清单——蛋白质是不限量的。科学研究一直关注碳水和脂肪，以及限制其中一种的摄入量会发生什么。在研究低脂肪或低碳水饮食时，通常会使这些饮食含有相同比重的蛋白质：要么是正在比对的几种饮食的蛋白质含量相同，要么是受试者参与研究前的日常饮食的蛋白质含量相同。通过这种方式，他们可以在"控制"蛋白质的同时，改变碳水和脂肪的百分比或总量。对蛋白质漠然置之，其实对于有代谢问题和肥胖的人群是有害的。

摄入蛋白质易产生饱足感，同时摄入脂肪更是如此。饱足感意味着你较快被填饱，而满足感意味着你处于持续的饱足状态。想一想：如果你吃了一大块牛排、猪排或一盘香肠和鸡蛋，可能相当一段时间内都会感到满足。但如果从糖果、冰激凌、薯片或麦片中摄入了相同的热量，很可能没过多久就饿了。饱足和饥饿、热量无关，而与提供热量的食物引发的激素反应，以及这些激素给大脑和身体其他部位的反馈有关。蛋白质和脂肪的效果与碳水（特别是精制碳水）的效果大不相同。

> **饱足和饥饿、热量无关，而与提供热量的食物引发的激素反应，以及这些激素给大脑和身体其他部位的反馈有关。蛋白质和脂肪的效果与碳水（特别是精制碳水）的效果大不相同。**

另外，别忘了牛肉、羊肉、禽肉、猪肉、蛋类、鱼和贝类等全食物蛋白质能够为身体提供不可或缺的关键营养素。有些含糖和淀粉的食物也能提供这些营养素，但要记住，没有任何维生素或矿物质是只能从高碳水食物中获取，而无法从低碳水食物中获取的——没有。"蛋白质的分量不应大于一摞纸牌"是过时的建议，把它忘掉吧！

为什么不包含坚果，而且奶酪和油梨限量？

你对此存有疑问是正确的。如果你翻阅过生酮烹饪书或在生酮论坛、小组中潜水过，大概见过这样的菜谱：油梨巧克力布丁，无糖香料混合坚果，裹着奶酪的炸奶酪。是的，从低碳水的角度来说，这些食物全部属于"生酮"，但它们富含脂肪，非常美味，稍不注意就会吃多。尤其是坚果和奶酪，都属于常见的触发食物，一旦开始吃就很难停下。很少有人能做到打开一包盐烤杏仁或混合坚果，只吃一小把就放在一边。你注意过一袋或一罐坚果上注明的分量吗？通常是 28克。如果你只吃 28 克就把其他的抛到脑后，你可能是世界意志力冠军。因此，在阶段一最好还是彻底避开坚果和种子，尤其是想大幅减重的话。

奶酪限量也是出于同样的原因：奶酪的热量高而且容易吃多。在无面包的汉堡上加一两片奶酪，或者吃几个小方块的奶酪当零食，又或者在沙拉或法士达（去掉玉米饼）上撒点奶酪碎，都可以。危险地带在于你坐在桌前，手拿餐具，面前摆着一块浓味切达奶酪或一块坚果风味陈年高达奶酪。完蛋了吧？你可以吃奶酪，但要限量。

为什么奶酪要求限量，却要彻底避免坚果和种子呢？这是因为虽然两类食物都富含脂肪，但奶酪的蛋白质含量更高，比坚果略有优势。有的人也会觉得奶酪比坚果更令人饱足。我在前文讲过，豆类、坚果和种子同样是素食和纯素食中的蛋白质来源。

看一下坚果包装上的营养成分标签，你就会发现坚果和种子的脂肪含量远高于蛋白质含量。所以，没错，坚果确实能够提供一点蛋白质，但它们带来的脂肪更多。坚果和种子在阶段二和阶段三是被允许的，所以如果你爱吃这些食物，就确立一个目标：要在足够长的时间内坚持阶段一，以显著改善健康状况，达到理想的减重效果。到那时，你或许能够切换到阶段二，并丰富饮食品种。

我需要计算热量吗？

不需要！这正是改变生活饮食法阶段一的美妙之处：它能够有效调节胃口，使你自然而然地满足于合适的食物摄入量。此外，你还没有受够计算热量吗？如果计算热量是奥林匹克比赛项目，有些读者的墙上会挂满这一生获得的金牌。把计算器和各种App抛到一边，坚持阶段一的食物清单，并享受生活吧。

但是，要记住，阶段一不包含坚果，而奶酪、油类等脂肪和热量极高的食物是限量的，这是有原因的。你可能会摄入过多的热量，尤其减重是你的目标之一的话。明确限制这些常见的触发食物或从清单中彻底剔除它们，就不容易吃多了。严格遵守清单！

　　阶段一的设计初衷就是去除会引起猜测、困惑和并发症的因素。高中数学课结束了，别把晚餐变成微积分作业。你不需要各种App、电子数据表、特殊软件或可穿戴设备。如果你愿意，也可以使用这些——有的人特别喜欢看数据。如果你也是这样，那就可以尽情地追踪和监控数据。但如果你还是喜欢在享受食物时抛开数字和设备，那就放心地抛开吧。

　　改变生活饮食法的三个阶段更关注食物品种，而不是分量。这种方法不需要计算热量或称重，而需要去除糖，在耐受水平内摄入其他形式的碳水，目的是改善代谢健康状况，达到并保持健康体重。我无法给你一个精确的热量目标，因为我不知道你的身体需要多少热量，甚至你也不知道自己的身体需要多少热量，只有身体知道。执行一段时间阶段一后，血糖和胰岛素水平趋于正常，你就能够倾听并信任身体的信号了。

　　"听身体的话"是老生常谈，但如果身体所发出的信号是血糖疯狂上蹿下跳的结果，那么听身体的话并不是好办法。你没办法跟正在发脾气的学步小儿讲道理，只有带他们离开当时的情况或环境，才能让他们平静下来并采取理性的行为（总之是学步小儿所能采取的理性行为）。如果身体的既定生化程序就是呼唤糖和淀粉，那么你也无法与身体讲道理。但你将在阶段一了解到，一旦身体停止呼唤这些，你就可以开始信任身体的信号了。只要你严格遵守食物清单和指导原则，就可以在感到饥饿时吃，而不用担心热量。不要因为担心摄入过多热量，而强迫自己挨饿。依赖饥饿和匮乏这种饮食思维已经过时了。

> 只要你严格遵守食物清单和原则，
> 就可以在感到饥饿时吃，而不用担心热量。
> 不要因为担心摄入过多热量，而强迫自己挨饿。
> 依赖饥饿和匮乏这种饮食思维已经过时了。

如果你试图降低体脂，那确实需要比现在吃得更少，这是无法避免的。但我告诉你一个好消息：当你严格遵守阶段一的极低碳水准则，随之而来的生化和激素变化有助于调节胃口，到某个时间点，少于惯常分量的食物也能使你满足，你甚至可能因为不饿而少吃一餐。这是真的，哪怕你以前从未少吃一顿饭，或大半辈子都是食物的奴隶。但你不需要故意少吃一餐或限制食物的摄入量。改变生活饮食法阶段一常常帮助人们自然而然地、不费吹灰之力地达到这种效果。另外，如果你一直处于饥饿状态，或又开始渴求糖分，那就重新执行阶段一食物清单，以确保自己不会不知不觉偏离轨道和吃太多碳水。

你也要记住，不需要每天都摄入等量的食物，食欲会自然地产生波动。有些日子你会比平时更饿，所以为什么认为每天都应该摄入等量的食物或热量呢？因此，我不喜欢计算热量和规划餐食的App。应该听从App或电子数据表要求的食物量，还是听从身体要求的食物量呢？如果你已经达到了当日的热量限额，但还是很饿，是否应该强忍并无视这种生理驱动呢？或者你已经饱足，但离当日热量限额还差几百卡路里，也要强迫自己吃更多食物吗？改变生活饮食法没有这种要求。

如果我不饿呢？

如果在遵循阶段一短短几天后，你发现自己不觉得饿了，也不要惊讶。我在诊所中常常听（而且总也听不腻）患者说，他们这辈子头一次不感到饿。

如果你一生都在围着食物打转——下一顿吃什么，这周末朋友聚会吃什么，在回家路上的免下车餐厅要捎点什么，夜宵吃什么——阶段一很可能改变你的生活。如果这听起来太夸张，那你应当庆幸自己未被食物圈禁，未被对糖分的渴望桎梏，未时时刻刻都在想食物或伸手去拿吃的。如果我刚刚描述的恰恰就是你，而这种情况对你来说不夸张，那么再检查一下安全带，因为阶段一是带你驶向与食物的新关系的快车道。

我的经验是，遵循阶段一的患者有时会因为不觉得饿而少吃一餐，甚至压根儿忘了吃东西。在实行阶段一之前，这些人连零食都不会错过，更别说少吃一餐了。当今，有太多自封的专家建议你少食多餐，每天吃五六餐来"维持代谢高速运转"，而我允许患者不吃就显得有点奇怪了。偶尔少吃一两餐不会使你进入"饥饿模式"，也不会减缓代谢。事实上，这样做反而能帮助你保持低胰岛素水平和燃脂模式，从而促进减脂，改善健康状况。

> 如果在遵循阶段一短短几天后，
> 你发现自己不觉得饿了，也不要惊讶。
> 我在诊所中常常听（而且总也听不腻）患者说，
> 他们这辈子头一次不感到饿。

为什么在阶段一不会感到那么饿，并且突然不再考虑动用"意志力和自制力"来控制食欲和食物的摄入？记住，这是因为阶段一极低的碳水摄入量使你得到了所需的燃料。在细胞层面，你所消耗的是体脂。事实上，特别是在希望大幅减重的情况下，阶段一的主要目的就是使你从燃烧碳水转换为燃烧脂肪。如果你有与体重无关的健康问题，通过阶段一达到的燃脂状态有助于在维持体重的同时解决其他问题。

总而言之，你在阶段一将体验到的食欲调节是通过两件事实现的。其一，血糖和胰岛素水平回归正常有助于消除你对糖的渴望。其二，

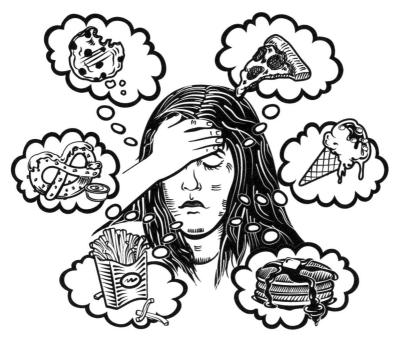

图 7.1
如果你对食物的执念困扰了你一生，阶段一可能改变你的生活。

燃烧体脂能够减轻整体饥饿感。当细胞从身体内部得到燃料，身体对外部燃料的需求就降低了。当然，这不代表你永远不会饿。在燃烧体脂时，身体仍然需要氨基酸、必需脂肪和其他营养素，而胰岛素之外的其他激素也会影响食欲。所以要明白，在阶段一感到饥饿不代表你做错了什么。

你会注意到，在执行阶段一之前感受到的饥饿和执行该计划时感受到的饥饿是不同的，后者是可控的。在执行阶段一时，饥饿感是温和地渐进，而不是像坐血糖过山车那样迅猛来袭。在过去的高碳水生活中，一段时间不进食，你可能就会感到易怒、恐慌，有紧迫感。这些都会成为遥远的记忆。你不必好像面临生死存亡一样立刻去找零食（过去这可能真的是生死攸关的事），在阶段一，你可以等到在恰当的时间和地点吃恰当的食物。

如果我感到饿呢？

我说过，感到饿可以吃。在真正饥饿时，不需要控制食物的摄入或故意禁食。记住，一旦走下了血糖过山车，你就可以信任饥饿的信号了，因为你不再渴求糖分。对糖分的渴求不代表真正的生理性饥饿。

所以，真的饥饿时就吃，但不要刚感到轻微饥饿就立刻进食。长途驾驶时，你会每八千米就停下加油吗？多数人都不会在油箱只空了一点点时就加满油，他们会用剩下的油再跑一段时间，等油足够少了才会加满。

> **感到轻微饥饿时不要立刻去拿零食或马上吃饭。体脂就像油箱中的燃料，大多数人都有体脂余量可用，包括不超重的人。**

所以，感到轻微饥饿时不要立刻去拿零食或马上吃饭。体脂就像油箱中的燃料，大多数人都有体脂余量可用。即使你很苗条，不需要减重，也有足够的体脂在餐间提供热量，这正是体脂存在的目的。

如果喜欢寻求刺激，那么你可能习惯于在油灯亮起后再行驶几千米。油箱几乎空了，但你还是继续行驶，希望有足够的油支撑你开到家或最近的加油站。摄入食物时不需要这样。我不建议等到饥饿感到达红线时才吃东西，而是让饥饿感稍微持续一会儿。我们很幸运，因为现代食物生产技术、干旱及其他自然灾害对食物供应的影响微乎其微，整年都有充足的食物。许多人从未体验过食物短缺造成的饥荒。在严寒的冬天，能在超市买到品种丰富的热带水果；在炎热的夏季，也能找到冷冻甜点和冰凉的饮料。糖果和零食在网络商店和实体商店都能买到。

被食物包围既是福祉，也是诅咒。你可能没有哪一天完全不吃零食，更别提故意少吃一餐了。让自己感到饥饿是没问题的。再次让自己体验（或许这是你第一次体验）饥饿是什么感觉吧。饥饿，但并不会不适——这就是改变生活饮食法之美。

如果我不需要减重呢？

这是个好问题。我在全书中多次谈到减脂，但改变生活饮食法并不是仅为需要减重的人设计的。我在第一部分提到，数百万人对他们的体重感到满意，但仍然可能患上高血压、痛风、多囊卵巢综合征、焦虑、严重经前期综合征、非酒精性脂肪性肝病、良性前列腺增生、偏头痛、慢性疲劳综合征等疾病。执行阶段一后产生的代谢转变就是为了解决这些问题，而不仅仅是帮助减重。事实上，诞生于 1920 年的生酮饮食的初衷就是帮助患有癫痫的儿童，根本与减重无关。

阶段一是一种燃脂饮食。根据摄入量，它也可以成为减重饮食、增重饮食或维持体重的饮食。这种方法的关键在于使身体进入燃脂状态。燃脂并不必然代表减去体脂。你燃烧的既可能是盘中的脂肪，也可能是身上的脂肪，因此如果目标是大幅降低体脂，在阶段一冰激凌和蛋黄酱等富含脂肪的食物并非不限量。如果从食物中摄入了过量的脂肪，身体就不需要使用储存的脂肪了。摄入量决定了你是减重、增重还是维持体重。

现在，你可能会想："等等……医生，你刚才是说我的体重是由摄入量决定的吗？这不就等于说一切都是由热量决定的吗？可你不是说计算热量不重要吗？"

让我来澄清一下。体重确实与热量有关，但并不是你想的那样。

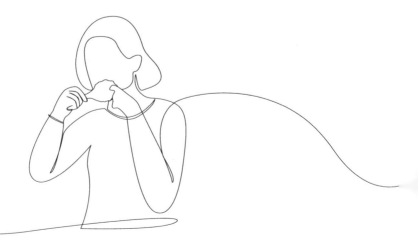

阶段一食物清单的秘诀在于使你的胃口正常化，使你能自行调节食物的摄入量，而不需要刻意称量或追踪食物。计算热量暗示着刻意控制食物的摄入量——靠限制食用量来减重。但我说过，一旦走下了血糖过山车，你的身体能"吃掉"自身储存的脂肪，你会发现饥饿感不像过去那么强烈和频繁了。结果你可能吃得更少，但这是自然发生的，不需要刻意努力。如果需要减脂，最好少吃；如果不需要减脂，饥饿感会适时出现，提醒你该吃东西了。

> 改变生活饮食法并不是仅为需要减重的
> 人群设计的。许多人对他们的体重感到满意，
> 但仍然患有高血压、多囊卵巢综合征、低血糖、
> 情感障碍、严重经前期综合征、偏头痛、慢性疲劳
> 综合征等疾病。在阶段一会发生的代谢转变就是为
> 了解决这些问题，而不仅是帮助减重。

那纤维呢？

因为阶段一每日碳水的上限是 20 克，而且对蔬菜的摄入量有限制，你可能会猜疑从哪里获取纤维。没有充足的科学证据证明，为了保持最佳的整体健康状况、消化或肠道功能，每天要摄入定量的纤维。想一想：野外的肉食动物，比如狮子和狼，并不会每天大嚼特嚼绿叶，但它们的肠道运动似乎也没有问题。我并不是说人类是严格的肉食动物，有着与狮子一样的肠道，但谁也不知道健康的人类对纤维的绝对最

低需求是多少，甚至不知道人类对纤维到底有没有需求。有趣的是，限制饮食中的糖分和淀粉——曲奇、蛋糕、麦片、薄饼干、薯片——用菠菜、西葫芦、花椰菜、卷心菜及其他非淀粉类食物代替一些碳水时，摄入的纤维可能比过去多。更棒的是，摄入纤维的同时避免了血糖和胰岛素炸弹。纤维的来源不只是含麸玛芬和添加亚麻籽的麦片！

便秘怎么办？

当遵循阶段一的碳水限额，大多数人都不会经历便秘。但是，如果你执行阶段一之后出现了便秘，有几件事需要记住。

便秘不是由肠道运动的频率决定的——便秘不是用多久去一次厕所衡量的。不是每天都有肠道运动，也没关系。如果执行高碳水饮食时，每天的肠道运动都准点，而开始执行阶段一之后，你发现排便次数少了，很可能是由于纤维摄入量减少了。如果摄入的纤维少了，身体需要排出的无法消化的原料就少了。没关系！没有人会因为肠道运动最多而获奖，通过大肠排出纤维最多也不会被作为功绩镌刻在墓碑上。

摄入的纤维减少和肠道运动减少都不表示你便秘了。如果你每周只排便几次，但大便成形、易排出，排便时不感到疼痛或费力，肠道彻底清空，就没有便秘。相反，如果大便又干又硬，排便时感到疼痛和费力，肠道无法彻底清空（你觉得还有东西没排净），就是便秘了。即使每天都有肠道运动，但感到排便疼痛、排不净或大便干硬，也是便秘。

如果你便秘并为此担心，可以增加纤维的摄入量，但吃更多纤维不是总能解决便秘问题。除了纤维摄入不足，便秘还有许多其他诱因，对有些人来说，增加纤维摄入量会加重便秘。如果大肠已经不能有效排出废物，为什么要制造更多需要处理的废物呢？堵车时，最不需要的就是增加车辆！有时多摄入液体，特别是多喝水，也能缓解便秘，但最可靠的办法是增加镁元素摄入量。每天睡前喝一茶匙液体镁，持续一周通常就能奏效，也可以喝草本通便茶。

需要测量酮体吗？

不需要。阶段一的妙处在于简约。只要严格遵守计划，就会进入酮症状态，所以没必要测量。酮体是可以测量的，可用来确认身体处于燃脂状态，碳水摄入量足够低能使身体产生酮体。如果你初次尝试生酮饮食，并在社交媒体上见过别人发布的酮体检测仪照片，或在生酮论坛、网站上见到人们炫耀酮体水平，你可能会以为测量酮体是必要的。其实并不必要。如果想测也可以，但即使你从不知道自己的酮体水平，取得的效果也能够自证。

有三种检测酮体的方式：血液、呼吸和尿液。验血对有些人来说可能成本较高。检测仪并不贵，但检测条价格高，而且如果每天测量多次，检测条的消耗量就会很大。检测呼吸更经济，因为呼吸测试仪的初始投入成本虽然较高，但可以长期重复利用。验尿可能是最经济的方法，但记住你根本不需要检测。我说过，如果严格执行改变生活饮食法阶段一，就会进入酮症状态。

如果你确实想检测酮体，记住以下几点，免得把自己逼疯。

- 任何能检测到的酮体水平都是好征兆！在血液、呼吸测试仪上看到较大的数字，或在尿液检测条上看到较深的颜色，并不意味着会更快地减重，或者健康问题能够更快地得到解决。
- 酮体水平并不是一个有智识、有感觉且能够对你施以道德评判的生物。它不会显示你是好人还是坏人，只能显示血液、呼吸或尿液中是否含有酮体。

我需要重述一遍，因为关于这一点存在广泛的误解：血液、呼吸和尿液中的酮体水平更高不表示你能更快地减重，或更快地改善健康状况。如果你确定自己严格执行了阶段一的食物清单——没有作弊，没有超过每天 20 克碳水摄入总量的限额——但酮体水平仍较低，也没关系。有的人天生能制造更多酮体。酮体水平更高的人不一定比你更好或更勤奋地执行计划，取得的效果也不一定更好。他们只是产生酮体比你快。记住：把注意力放在自己的旅途上。路上有许多车与你同行，但他们的出发地和目的地并不重要，重要的是你驶向何方。

我知道有的读者还是忍不住要检测酮体。如果你也是这样，要明白酮体水平在一天中存在波动。有的人会发现酮体在早晨达到最高值，当天晚些时候会降低，而其他人则相反。不要把某个时点测得的数值作为一整天或全部饮食的唯一决定因素，更不要将其作为自我价值的决定因素。如果不将这一点完全内化，你可能会纠结于酮体水平为什么没有更高，并为此感到挫败，忍不住改变饮食，以理想的效果为代价提高酮体水平。例如，少吃蛋白质、多吃脂肪通常会升高酮体水平，但如果目标是降低体脂，这种方式就会适得其反。

> 酮体不是裁判，既不能决定你的
> 一天是好还是坏，也不能评判你的自我价值。
> 我不鼓励检测酮体，以免你感到受挫和失望。
> 效果比酮体水平更重要。

通常我不鼓励检测酮体，以免你感到受挫和失望。效果比酮体水平更重要。但基于以下三个原因检测酮体是有益的。

- 检测能起到很好的激励作用。亲眼看到酮体在血液、呼吸或尿液中出现，即使水平较低，也能证明你处在正确的轨道上。这表明碳水摄入量够低，使你进入了燃烧脂肪、产生酮体的状态。验尿尤其有效，测试条上的颜色变化就像拍拍肩膀，激励你坚持到底。尿液酮体测试条上的试剂贴是米色的，如果通过尿液排出了酮体，试剂贴就会根据酮体水平变成粉色或紫色。但记住我的话：任何改变都是好兆头！看到试剂贴变成深紫色可能更令人兴奋，但是浅粉色也能证明酮症状态。在美国，尿液酮体测试条在药店和超市中都能买到，也可以网上订购。

- 如果执行改变生活饮食法阶段一数周或数月后，没有得到理想的效果，那么可能碳水摄入量超出了耐受度。完全没有酮体的迹象可能表明碳水过量。对有的人来说，处于酮症状态与否可能仅仅是几克碳水的差别。是的，仅仅几克碳水就可以造成很大的差异，特别是在碳水高度不耐受的情况下。重新查看阶段一食物清单，确保没有不慎摄入含有隐藏碳水的食物，比如外食时的沙拉浇汁、酱料、卤汁、裹了面包屑或面糊的食物。确保几天内的每日碳水摄入量不超过 20 克，然后再次检测，看是否有效。

- 如果检测结果表明你处于酮症状态，但健康状况没有显著改善，那么身体可能需要程度略深的酮症状态才能达到治疗效果。我说过，酮体水平低不代表你做错了。这仍然是事实，但某些健康问题可能需要更高的酮体水平才能解决，并且可能要求对阶段一的准则进行微调。如果你认为这适用于你，请咨询精通生酮的医生或营养师，以便排除故障，取得理想的效果。不过，这种情况相对少见。即使酮体水平较低，大多数人也会感到明显的益处。

为什么我会有口臭？

如果你注意到自己有口臭，或某个勇敢的亲人指出了这个问题，恭喜你——你进入酮症状态了！你正在经历的"酮呼吸"，有时被描述为果味、金属味或口臭，其实是丙酮被呼出了。丙酮是酮体产生时附带的分子。你可能不喜欢它的味道，但它证明你达到了燃烧脂肪的目的。多喝水可能会有所帮助，吃无糖薄荷糖或口香糖也可以。但如果吃好几块糖，要注意碳水摄入总量。

我要永远停留在阶段一吗？

这要视情况而定。有些人对阶段一的食物完全满意。他们喜欢阶段一带来的形象和感受变化，不想尝试增加碳水摄入量。如果你就是如此，没关系。将阶段一作为永久的饮食方式是可以的。没有证据证明长期坚持极低碳水摄入量有害。许多人终身采用这种饮食方式。然而，有些人想要更大的自由度，想看看饮食中略增加碳水后效果如何。在下一章我会详述如何做到这一点，现在先简单讲讲。

执行一段时间阶段一后，如果你达到或接近目标体重，或健康问题得以极大地缓解，甚至完全解决，可以进入阶段二。如果情况朝着错误的方向发展——体重开始反弹，血糖高于理想水平，或阶段一已消除的问题再度出现——回到阶段一重新校准。把阶段一当成永久的家，只偶尔探访阶段二。当你几乎一直生活在阶段一，那么偶尔在婚礼上吃一块蛋糕或在感恩节吃一块南瓜派，不会重新触发已摆脱的各种健康问题。不过，这是一个很滑的斜坡。如果你不想进入阶段二，也可以。还可以偶尔短暂尝试阶段二，然后迅速回到阶段一。

酒精呢？

我不会用糖衣美化这一点：在阶段一最好完全避免喝酒。如果想大幅减重或者有严重的健康问题，那么酒精不是你的朋友。

我知道避免酒精是很高的要求，尤其是当你可能也在准备告别一些最喜欢的含糖和淀粉类食物时。如果偶尔小酌一杯，能让你更容易按照需求尽可能长久地坚持阶段一，那么以一种对改善健康状况或减重影响最小的方式，理性、克制地饮酒，并确保将酒精计入当日的碳水摄入总量。

- 啤酒：只喝淡啤酒。大多数品牌每瓶（355 毫升）含有 2~4 克碳水。
- 葡萄酒：只喝干红或干白葡萄酒，不喝甜葡萄酒或甜品葡萄酒。每杯干红或干白葡萄酒（148 毫升）要按 2 克碳水计算，对饮酒量也要实事求是，要选择保守的"餐厅倒酒量"而不是慷慨的"家中倒酒量"。你不需要买"生酮葡萄酒"。大多数干葡萄酒的糖分残留非常低，有时每升低至 2 克。我不是建议你喝那么多！在线搜索或咨询葡萄酒专卖店里知识丰富的员工，找到糖分残留极低的葡萄酒。
- 鸡尾酒：选择零碳水饮品，如无糖汽水、无糖奎宁水（普通奎宁水可能是微甜的）、零碳水调味天然气泡矿泉水、无糖调味糖浆或用无糖饮料粉调制的果味饮料。

蒸馏酒（例如朗姆酒、伏特加、杜松子酒、龙舌兰酒、威士忌、波旁酒）为零碳水。在低碳水饮食中，鸡尾酒的问题不在于酒精，而在于与酒精混合的橙汁、菠萝汁、红石榴汁、酸味饮品等。只选用能保证鸡尾酒零碳水的饮品：朗姆酒和无糖可乐，干马提尼、朗姆酒或伏特加与无糖柠檬水，杜松子酒和无糖奎宁水等。

我要给你一句忠告：当心在低碳水饮食时，酒精的影响比过去摄入更多碳水时更快、更强烈。调整节奏，慢慢来！酒精的作用会比平常更强烈，你可能一不小心就喝多了。不要空腹饮酒。如果要在家以外的地方喝酒，请确保做好安全的交通安排。记住，如果忠实执行阶段一的食物清单，但很难减重，就先剔除液体热量，其中包括酒精。无论是葡萄酒、烈酒还是淡啤酒，碳水含量很低的酒精饮料并不总是低热量的，液体热量往往不能带来饱足感和满足感。许多人除了一天的膳食，还可以轻松地喝下几杯，这样摄入的热量就远超身体所需。酒精的摄入是影响减脂的常见因素之一。

运动呢？我不需要补充剂吗？我需要多少睡眠？压力管理呢？

先喘口气。

不，不是那样喘气。我是说长长的、慢慢的深呼吸。

想想在医院急诊室或战场创伤中心如何进行分诊。分诊意味着评估情况以确定优先事项，然后以合理的顺序处理问题，从关键问题开始，系统地逐个处理清单上的其他问题。一旦确定了关键事项——对清单上所有其他事项产生最大影响的事项，就把出发点确定在这里。解决事项的重中之重，能够让你以最快的速度获得最大的进步。如果你患有肥胖、2 型糖尿病或其他严重影响生活质量、行动能力、身心健康的疾病，你就该专注于营养——食物将以最快的速度带来最大的益处。营养是重中之重。本章后半部分的"优先事项"会详述这一点。

我赞成你考虑锻炼、压力管理、更好的睡眠，以及是否需要服用补充剂等。这些事情不是不重要，但请记住你正在进行分诊。这些事项在优先级列表中排位靠后。先处理好最重要的事情，然后在将来的某个时间再处理这些事项。事实上，一旦感觉好一些，你可能就自然而然地开始解决它们。我来解释一下。

如果大幅超重，或者由于肌肉、关节疼痛而行动受限，你可能会发现关节疼痛和肌肉僵硬通常会很快得到缓解，在开始阶段一几天或几周内，人们还会发现精力有所增强，他们原本以为想达到这样的效果需要大幅减重。代谢模式从燃烧碳水转变为燃烧脂肪和酮体，就会有如此强大的效果。在看到身体外部的变化之前，你甚至就会注意到身体内部的积极效果。

了解到这一点，一旦感觉更好、更有精力，你可能就会发现不必强求也可以变得更加活跃，这是自然发生的。也许你小时候很活跃，但近年来从前门走到路边的邮箱也算锻炼。也许你一直想要更活跃，但超重、身体疼痛、精力不足或其他问题使你不得不放弃心中所想。我不能保证你会不知不觉提高运动量和活跃度，但如果执行改变生活饮食法阶段一后很快实现了，也不要惊讶。在公司，你可以选择走楼梯而不是等待慢吞吞的电梯。即使你通常会为了找一个离商店尽可能近的停车位而开车四处转，你也可能会选择碰上的第一个停车位。也许你会在遛狗时绕着街区转两圈而不是一圈。不是每个人都喜欢在跑步机、跑道上跑得大汗淋漓，也不是每个人都喜欢骑自行车或在游泳池里游几圈，如果你确实喜欢这种刻意的运动，并且已经有一段时间无法做这些运动了，阶段一可能会帮助你比想象的更快恢复运动。

要说明的是：如果运动已经成为生活中的常规部分，不要停止！我绝不是想阻止你锻炼或参加喜欢的体育活动。我只是说，如果你目前不锻炼，阶段一仍然对你有效，不需要因不够活跃而感到内疚。我有许多坐轮椅或者因其他残疾而不能锻炼的患者，阶段一对他们同样有效。由于行动不便或精力不足而无法锻炼，不会妨碍你成功执行这种饮食方式。改善健康状况的方式是持续降低血糖和胰岛素水平，而运动不是达到这些目的所必需的。

关于睡眠和压力，从没有人因为睡得更多和学会放松而导致健康状况恶化。但是，如果当前的体重或健康状况将你指向阶段一，解决这些问题不像调整饮食那么紧迫。此外，一旦走下血糖过山车，你可能会发现睡眠自然改善了，身体适应了依靠脂肪而不是糖运行的状态。你会发现入睡更容易，也能整晚安眠。突发低血糖是人们在半夜醒来的常见原因。如果超重问题干扰气道，使你患上阻塞性睡眠呼吸暂停综合征，无法获得高质量睡眠，那么减重后这种情况可能会随着时间的推移而改善。当然，不是每个有阻塞性睡眠呼吸暂停综合征的人都超重。如果你有阻塞性睡眠呼吸暂停综合征，但并不超重，一旦新陈代谢状态改善了，病情也可能相应地缓解。同时，如果你知道自己的睡眠质量不好，就更有理由一心一意地严格执行饮食计划。

至于压力，我当然鼓励你在生活中运用一些策略，重新处理困难的境况，或者安排一些安静的时间进行必要的充电。然而，在分诊的情况下，比起压力，其他问题对生活的负面影响更大。此外，让身体依靠脂肪和酮体而不是糖来运转，可能会对你管理压力的能力产生积极影响，正如对睡眠习惯有积极影响一样。童年经历、朋友和家人的支持系统、经济资源等许多因素都影响着情感恢复能力和保持冷静的能力。对有些人来说，血糖的剧烈起伏可以表现为情绪的剧烈起伏，以及对不同情况做出适当反应的能力。当身体和大脑一直以脂肪和酮体为燃料，你可能发现在面对过去那些会引发焦虑、恐惧、愤怒或其他强烈情绪的情况时，你现在却能保持冷静。

此外，当你的饮食从营养不足的精制碳水和垃圾食品转变为营养更丰富的食物，如牛肉、猪肉、海鲜、禽肉和绿色蔬菜，你可能会摄入更多维生素和矿物质，这些营养素能够合成各种神经传导物质和其他化合物，帮助调节身体和心灵应对压力的反应，如血清素、多巴胺和 γ - 氨基丁酸等这些"感觉良好"分子能催生积极的精神面貌或内心的平静。

说到补充剂，如果你的医生确定你体内某些营养素含量低，那么服用补充剂或吃更多富含该营养素的食物可能是有益的。但我的大多数患者不服用补充剂，效果也很好。我在第二章中说过：当你吃糖时，你只有增加对某些营养物质的需求，才可以正常代谢糖。如果不再吃糖，就不需要这些额外的营养素了。此外，谷物和豆类含有的一些化合物会干扰某些矿物质的吸收，以及蛋白质的正常分解和消化。在阶段一你不会吃任何谷物或豆类，因而可以从摄入的食物中吸收更多营养物质。如果为了安心，想服用多种维生素也没问题，但没有必要。

真的就这么简单？真的吗？

是的。改变生活饮食法有时被称为懒生酮或脏生酮，我更喜欢将其看作简单生酮——直截了当、不复杂的生酮，这是适合现实世界中普通人的生酮。普通人生活繁忙，需要应对各种责任和承诺，预算也有限，渴望简便易行的方法——既不需要生理学博士学位，也不必因为复杂的购物事项和餐食准备工作而全面改变生活。你可以保持简单的餐食，不需要进行数学计算，只要每天把碳水摄入总量控制在 20 克以下就可以。实际上，你甚至不需要担心碳水限额：如果你严格执行阶段一的食物清单，并遵循指导原则，就能获得理想的效果。

> 改变生活饮食法有时被称为懒生酮或脏生酮，
> 我更喜欢将其看作简单生酮——直截了当、
> 不复杂的生酮，这是适合现实
> 世界中普通人的生酮。

　　食物纯粹主义者和爱评判的人将脏生酮和懒生酮作为贬义词。他们希望人们从零开始制作所有的调味品，从不使用人工甜味剂，只吃草食肉、有机农产品、散养鸡蛋和春草饲养的奶牛产的黄油。如果你在时间和金钱两方面都负担得起这些东西，那么这种方法没有错，但是简单、直截了当的改变生活饮食法阶段一也绝对没有错，并且还有二十年的临床成功纪录。阶段一简单明了的蓝图允许你摄入减肥汽水、加油站的奶酪串、商店的沙拉酱、机场食品摊位的煮鸡蛋，以及其他便利食品，这些使你易于在现实世界中长期坚持饮食计划。成功比完美更重要。我还没见过哪个随机的临床试验证明，草饲菲力牛排比没有面包的快餐汉堡肉饼升高血糖的效果更小。

> 成功比完美更重要。我还没见过哪个随机的临床试验证明，草饲菲力牛排比没有面包的快餐汉堡肉饼升高血糖的效果更小。

阶段一的独特益处

我讲过，即使第六章的练习结果指向改变生活饮食法阶段二或阶段三，你也可以选择从阶段一开始，并执行一段时间。因为在酮症状态下，你可能体验到摄入更多碳水时无法体验的某些效果。如果你已经很健康、精瘦，非常活跃，也许能够在摄入更多碳水的情况下经历酮症，所以可能不需要执行阶段一。如果你没有大量多余体脂，也没有具体的疾病，那么你也许可以遵循碳水限额更宽松的阶段二，并且保持营养性酮症状态。如果你苗条又擅长运动，体脂率低，肌肉质量高，那么你甚至可能在偶尔遵循阶段三时也能进入酮症。但按照阶段一的要求，将每日碳水摄入总量控制在 20 克以下，你一定能达到酮症状态，所以如果想确保体验到酮症，就从阶段一开始。如果你健康和苗条，那么相较于因肥胖、糖尿病或其他严重疾病而从阶段一开始的人群，你可以更快地过渡到阶段二甚至阶段三。

遵循改变生活饮食法阶段一，除了减脂，你还可能体验到以下积极效果。

- 敏锐、清晰的思维（再见，脑雾！）
- 对糖的渴望消失
- 胃食管反流病显著缓解或彻底康复

- 体力更强健

- 情绪稳定性和精神面貌得到改善

- 关节疼痛和僵硬得到缓解

- 水潴留和腹胀减少

- 皮肤更清透

- 性欲增强

- 女性月经痉挛减少，经前期综合征减轻

- 男性勃起功能改善

- 不再感到"饿怒"

- 饥饿感减小，食欲控制良好，几个小时不进食仍感到舒适

当然，你会体验到阶段一至关重要的其他益处，例如较低的血糖和胰岛素水平，血压的改善，更健康的脂质配比（胆固醇和甘油三酯）。但如果遵循改变生活饮食法中适合你的阶段，那么你在阶段二或阶段三也能保持良好的代谢健康。

让我们来谈谈列表上的最后一点。两餐之间你不会感到饥饿，因为你的身体已经有了燃料来源。当碳水摄入量如此之低时，大部分时间胰岛素水平都会较低，这样体脂就更易释放，并在身体的其他部位作为燃料。请记住，除了降低血糖，胰岛素的另一项任务是阻断体脂的释放。事实上，这就是身体脂肪的用武之地：没有摄入食物时，正是身体储存的燃料为你提供营养和活力。

即使过去很长时间内，你都需要整天吃零食，甚至可能害怕少吃一顿饭，在开始阶段一的几天内，你会发现可以轻易做到几小时不进食。你之所以能够在较长时间内不吃东西而仍感到舒适，是因为在细胞水平上你能够从储存的身体脂肪中获取燃料。

关于减脂的一点小事

改变生活饮食法阶段一能够最快和最有效地减脂。囤积的身体脂肪越多，减脂速度就越快，至少在初始阶段是这样。所以，在初始阶段，越接近目标体重，燃烧脂肪就越费时间。年轻人往往比老年人减重快，而男人通常比女人减重快。公平？不。典型？是的。记住我说的关于长途旅行的话：不要把你的路线和别人的路线进行比较。如果生活中的某些人，比如家庭成员、朋友或同事正在跟你一起遵循改变生活饮食法，并且减脂比你更快，为他们的成功庆祝吧，对这个过程要有信心，并且知道你做得也很好。减脂虽慢，但也是减脂。

我建议每周只称一次体重。如果你每天称体重，就试着改掉这个习惯。这种习惯不仅是心理上的自我毁灭，而且在你取得的进展方面误导你。如果你觉得每天称体重能让自己负起责任，那么可以继续，但是要明白体重秤上数字的微小波动是正常的。这种波动并不必然意味着体脂的改变。如果你确定自己忠实地执行了食物清单，就不必为一点体重的增加而惊慌。许多因素会影响秤上的体重，对女性来说尤其如此。湿度、水潴留、激素波动，甚至空中飞行都会导致体重小幅增加。当然，排便顺畅会使体重明显减小。

> **我建议每周只称一次体重。**
> **如果你每天称体重，就试着改掉这个习惯。**
> **这种习惯不仅是心理上的自我毁灭，而且会在你**
> **取得的进展方面误导你。**

关键在于这些小小的起伏通常不是体脂的改变，而是完全正常的水分波动。如果把性命都寄托在体重秤上，这些日常的数字波动会把你逼疯的。总不能因为在路上碰到红灯，就放弃回家吧。等待红灯变绿，然后继续前进。重要的是长期坚持，所以我建议每周只称一次体重。如果你选择称体重，两周一次更好。在称重的那一天，无论秤上的数字增大还是减小，都请认清它的本质：这是执行阶段一取得成效的证据。秤上体重不能界定个人价值或自尊。

> **在称重的那一天，无论秤上的数字增大还是减小，都请认清它的本质：这是执行阶段一取得成效的证据。秤上体重不能界定个人价值或自尊。**

考虑完全抛开体重秤吧。用卷尺来衡量身体变化更好，因为当体形和围长变化时，体重却很可能保持不变。即使你没有减掉多少体重，

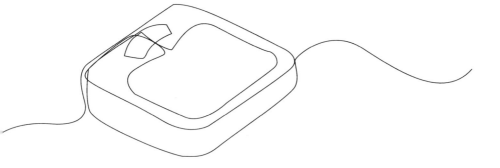

围长可能在缩小，所以测量围长有时能够更好地追踪进展，以及评估衣服是否合身。女性秤上体重不变，而衣服缩小了一个码，是很常见的。不要让秤扰乱你的头脑！

刚刚开始执行阶段一时，你可能会很快减重，这非常鼓舞士气，并且有助于激励你继续坚持。但要准备好，减重速度有时在第三周左右就开始放缓。高胰岛素水平导致身体保留更多水分，有时水分甚至多达几千克。减少碳水，能使胰岛素在大部分时间保持较低水平，身体就会在这趟旅程的早期释放多余的水分。

尽管如此，在低碳水饮食时减掉的体重不全是水分。在最初的适应阶段，身体会迅速去除多余液体，但一旦排除多余的水分，就会开始减掉脂肪。在我帮助患者执行阶段一的二十年来，有的人已经减掉了 100 多千克，这些经验使我知道这些体重绝不全是水。谁说减掉水分是坏事？如果慢性高胰岛素导致多余的水分在身体中滞留多年，进而引起高血压或腿部和脚踝水肿等问题，那么摆脱多余的水分就可喜可贺。

优先事项

之前，我谈到分诊和优先处理影响健康的关键问题，我想再谈一谈这个问题。让我用一种简单的方式解释，这样一切就会很合理。

将身体想象成一种声音调制器——这种调制器能在录音室里使歌曲达到最优美的状态。专业音响技术人员只要鼓捣那些仪表盘和开关，就能调整低音、高音、背景噪声，调节不同的声音频率，并在其他方面施展魔法，让音乐听起来恰到好处。在理想情况下，你也可以这样调节健康，同时处理所有问题，把每一个方面都调整到完美状态。但是，如果你没有生活在这种理想环境下呢？如果仅仅想到必须同时处理所有问题，就感到不可能呢？好消息是，你不必这样做。

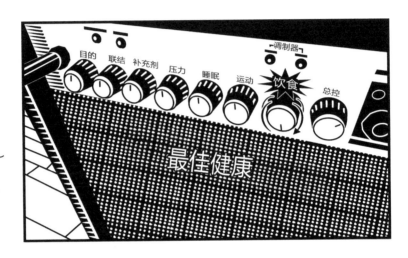

图 7.2
在初始阶段，你只需要关注饮食这一个仪表盘。

假设调制器有七个仪表盘：

- 饮食

- 运动

- 睡眠

- 压力管理

- 补充剂

- 社会联结

- 生活目的

如果你有严重的健康问题或希望大幅减重，并因此开始执行改变生活饮食法阶段一，那么现在你可以将饮食仪表盘拨到顶端，并让其他仪表盘低位运行。其他仪表盘还是存在的，你并没有完全忽略它们，但眼下应该致力于让这个仪表盘的影响最大化。担心其他仪表盘只会分散你对主要问题——饮食的注意力。对有些人来说，阶段一相比于习惯的饮食方式有巨大变化，以至他们在一段时间内不得不把所有的注意力都集中在食物上。对那些可能更熟悉低碳水饮食或生酮饮食的人来说，回归基本并据守阶段一仍然是一个好主意，这样，当你需要关注其他仪表盘时，饮食已经成为第二天性，你几乎不必考虑它。

> **将睡眠、运动、补充剂、压力管理纳入你的雷达范围很好，但目前让它们待在雷达屏幕上各自的位置：外围。眼下，饮食在前排中心位置，才是你该关注的。**

深化音乐类比，想想学习演奏乐器的情景。当你对一件乐器一无所知，比如萨克斯管，你就必须先了解基础知识，然后才能进一步学习高级技能。例如，你必须学会如何正确持握乐器，学会如何使手指落在正确的键上。专业音乐家使用特殊的技术来制造美丽的颤音或低沉的喉音。你可以今后再学这些东西，作为初学者甚至不要去想这些。不用担心二十年后你会在卡内基音乐厅的独奏会上穿什么，只考虑如何正确地持握乐器，把嘴放在笛头上，并试着发出点儿声音。

你刚刚踏上这趟改善健康状况之旅。有些人如果稍后选择启动阶段二，那么只需要经历一个相对较短的旅程。而对另一些人来说，这个过程会比较慢。无论前面的道路是长还是短，重要的是现在的位置。

从纽约市到西雅图有几千千米，开车要花几天才能到达。在离开纽约当天就查看大西雅图地区的交通报告是很傻的，因为你还要好长时间才能抵达西雅图。了解附近的交通状况更重要，因为这才是当时影响最大的因素。

将睡眠、运动、补充剂、压力管理纳入雷达范围很好，但目前让它们待在雷达屏幕上各自的位置：外围。眼下，饮食在前排中心位置，是你该关注的。一些人得益于新的饮食方式，会自然而然地开始思考身心健康的其他方面。

改变生活饮食法阶段一的特别事项

在阶段一，饮食方式可能会发生戏剧性的变化，与你之前习惯的方式大相径庭。身体很快就会对这种变化做出反应，在开始阶段一之前你需要了解几件事，这样才能顺利和愉快地实现转变。

药物治疗

如果你正在服用治疗糖尿病或高血压的药物（包括胰岛素），就必须接受医疗专业人士的监督，他们可以帮助你在开始阶段一时安全地调整药物。不要自己做这件事。阶段一起效强劲有力，可能第一天的药效就会过强，如果不调整剂量就会过度用药。饮食将开始迅速改善代谢健康状况，身体运作方式与过去大不相同，你需要服用的药物剂量也可能与过去摄入更多碳水时不同。饮食的自然疗愈效果与药物相结合可能导致副作用，在训练有素的医疗专业人士的指导下调整药物，就可以避免这些副作用。要知道副作用（低血糖、低血压、眩晕、疲劳、心率加快）并不是饮食造成的，而是饮食与药物共同作用的结果，因为药物剂量可能现在对你来说太大了。事实上，阶段一起效如此之快、如此强劲，身体几乎立即对去除糖和淀粉的饮食做出反应。因此，最好在开始此计划之前，找一位支持此方式的医疗专业人士为你做评估。

酮流感

如果你认识任何遵循生酮饮食或极低碳水饮食的人，或者刚刚潜伏在与生酮相关的社交媒体上，就可能遇到酮流感这个词。可怕的酮流感！我宁可不用酮流感这个术语，而是实事求是地将它描述为："这是一段大多数人都能顺利度过的非常短暂的调整期，仅有部分人会经历一过性的不适感，这些不适感都是很值得的，因为只要到达彼岸就能重获活力。"不过，这个描述实在拗口，所以为了简单起见，我会随大溜地叫它酮流感。

冷不防（这种突然戒断又被形象地称为"冷火鸡"）从高碳水饮食变为极低碳水饮食，可能会对身体造成冲击（即使"冷火鸡"不含碳水）。大多数人都能顺利实现过渡，但有些人会遇到一些问题，这大多与电解质的快速波动有关，特别是钠元素。你可能会经历头痛（可能是严重的头痛）、眩晕、精力不足、恶心或便秘。

请不要惊慌或气馁。你会渡过难关的，一旦挨过去就会感觉好多了。最糟糕的情况会在短短几天内过去，这只是让身体开始用脂肪作为燃料需要付出的微不足道的代价。以下几个小妙招能帮助你顺利实现过渡。

- 补水：多喝水。因为在头几天身体会排出大量水分，你可能会觉得有点脱水。极低碳水饮食是天然的利尿剂，能帮助身体排出多余的水。喝多少水没有一定之规。口渴就喝。

- 头痛、疲劳、眩晕：这些症状通常是钠元素不足引起的。我在第一部分讲到，阶段一这样的极低碳水饮食改变了肾脏保留钠元素的方式。胰岛素水平较低时，身体会冲走钠元素，就需要补充钠元素。钠元素是一种必需矿物质，在阶段一你消耗的钠元素可能比以前少得多。碳水含量高的预包装食品通常含有作为防腐剂的盐，而你已经从饮食中剔除了此类食物。现在不要害怕给食物加盐。采用极低碳水饮食时，你需要更多的钠元素，任何种类的盐都可以加。如果你喜欢美食家风格的粉红色、灰色或黑色的粗盐，可以用，但常规食盐也没问题。身体需要的是钠元素，任何形式的盐都含有钠元素。除非遵医嘱，否则不要采用低钠饮食。

- 腿部或肌肉痉挛：随着体内水分的迅速流失，一些矿物质也会流失。某些矿物质对肌肉收缩和放松很重要，这些矿物质的不平衡或不足有时会导致腿部痉挛，尤其是在夜间。如果你已经勤勤恳恳地摄入钠元素，仍然腿抽筋，就尝试服用镁元素或钾元素补充剂，看看抽筋现象是否会减少。我再次建议你在睡前服用一茶匙液体镁，为期一周，但其他形式的镁元素也同样有效，如甘氨酸镁或苹果酸镁。如果你患有心脏病，未经医嘱不要服用补充剂。

- 便秘：记住——没有每天排便并不意味着便秘。如果大便又硬又干，或排便困难、有痛感，那是便秘。补充镁元素能够有效解决这些问题。我推荐在睡前服用一茶匙液体镁或草本通便茶，为期一周。

在身体适应改变生活饮食法阶段一的过程中，大多数人不会有任何麻烦。不过，如果你担心这种可能性，开始执行计划时请考虑到工作日程或社交安排。例如，你在周一到周五工作，就将周四或周五作为阶段一的第一天，这样，酮流感症状更有可能在周末出现，此时你可以待在家里，不需要达到最佳状态。身体储存的碳水能用一两天，然后你就开始转变为燃烧更多的脂肪和产生酮体，所以第一天你不太可能感受到任何变化。第二天和第三天你才可能开始注意到某些问题，因此请相应地规划你的职业和社交任务。

也请记住我之前说过的关于药物的问题。酮流感的一些症状与过度使用治疗高血压或糖尿病的药物的症状相似。低血糖或低血压可导致眩晕、恶心、出汗、心率快、易怒、不安，在极端情况下甚至可能导致晕厥。不要将普通酮流感的症状与过强的药效混淆，药效过强的话需要调整剂量。如果你正在服用控制血压或血糖的药物，请在开始阶段一时咨询医生。

> 改变生活饮食法阶段一不是一座监狱。
> 相反，对你来说，它可能意味着自由：
> 摆脱对糖的渴望、关节疼痛、胃食管反流病、
> 偏头痛、情绪波动、脑雾和活动受限，充分享受生活。
> 阶段一不是惩罚，而是一种特权。

何时从改变生活饮食法阶段一过渡到阶段二

如果可以从改变生活饮食法阶段一过渡到阶段二，那么如何知道时机到了呢？

让我们从你所处的位置开始。记住我之前说过的话：现状无法帮助你抵达理想的目的地。你现在在哪里？如果你由于肥胖、2型糖尿病、多囊卵巢综合征、非酒精性脂肪性肝病或其他严重疾病而开始阶段一，那么切换到阶段二需要时间。你不会在几天或几周内快速通过阶段一，你可能要花数月或数年稳步通过阶段一，这取决于你的初始体重和健康状况。你超重越多，严重的健康问题就越多，你在阶段一花费的时间就越长。不要气馁，阶段一不是一座监狱。相反，对你来说，它可能意味着自由：摆脱对糖的渴望、关节疼痛、胃食管反流病、偏头痛、情绪波动、脑雾和活动受限，充分享受生活。改变生活饮食法阶段一不是惩罚，而是一种特权。

但是，假设你已经坚持了一段时间阶段一，并且成功减重，感觉好多了，各种健康问题也得到缓解，现在怎么办？是时候过渡到阶段二了吗？如果是，该怎么做呢？

其中一个指标是已经达到或接近目标体重。你也可以根据身体的内在感觉来判断——精力、情绪、认知、性欲等。除了这些因素，为了客观地证明情况正在好转，可以让医生测量你的空腹血糖、糖化血红蛋白、胰岛素、血压、甘油三酯和其他关键的健康标志物。如果一切都朝好的方向发展，你对进展也感到满意，那么你有两种选择：无限期地停留在阶段一，过渡到阶段二。

如果你已经达到了目标体重，但还是倾向于停留在阶段一，就可以继续执行食物清单，不过可以增加食物摄入总量，这样可以维持体重，不再继续减脂。但你更有可能选择扩大饮食范围，过渡到阶段二。第八章将解释如何做到这一点。

从纤维性肌痛和活动受限到长距离散步和热爱生活

我觉得没有必要沉迷于酮体水平。重要的是，我对取得的结果很满意。

我今年四十二岁，是英国人，但过去九年一直住在德国西部。我患上多囊卵巢综合征已经二十多年了，大部分时间都服用一种常用的药物来治疗。多囊卵巢综合征意味着我有面毛，并只能通过服用避孕药维持月经。我曾尝试怀孕，即使服用生育药物，也只能勉强排卵。除了多囊卵巢综合征，我三十多岁时被诊断为纤维性肌痛，不过我相信在那之前好几年就已经患上这种病了。我承受着类似强烈灼痛感的关节疼痛，更不用说极度疲劳脱力。正如你可以想象的那样，有时我感觉还不如干脆别起床。此外，如果身体时不时过度劳累，我的腿就会罢工，一点用都没有。度假时走路比平时多，我就需要手拿一根折叠拐杖。这些年来，我服用了很多药物，但都没有多大帮助，还有一些药物是雪上加霜。

四十多岁时，我被诊断为两段腰椎间盘突出和大脚趾关节炎。我的膝关节会摩擦发出声响，拇指在冬天会变得僵硬，这些问题还没有医生能够诊断。我的血压一直很高，我也在相应地服药。

在过去的几年里，我有时会感到虚弱和失去方向。我丈夫最后明白了这意味着什么：低血糖。他会迅速带我找到食物，我吃过东西就没事了。有一次，当这种情况发生时，我和我妈妈在一起，她患有 2 型糖尿病。由于这些情况不太对劲，而且我家大多数女性都患有 2 型糖尿病，她便催促我去验血，结果显示我患有糖尿病前期。我对妈妈说了这种情况，她告诉我医生让她坚持一种低碳水饮食，她试过后感觉很好。我在网上搜索有关低碳水饮食和糖尿病的信息，我看了又看，并且决定试试看。

我从 2019 年 1 月开始实施。说实话，我感到很兴奋，但预期与我尝试过的其他饮食一样：假期过后的短期内可能会减掉一点体重，但也不过如此。我以为自己的饮食本就比较健康——总是买全谷物，没有吃太多的脂肪和盐，并且每天都用新鲜食材做饭。

我开始记录各种食物。我了解了低碳水和生酮的区别，并选择从严格的生酮饮食开始。我放弃了所有的碳水，开始生酮饮食。一开始，我感觉很糟糕，但很快不适感就缓解了。我们夫妻俩都改变了饮食习惯。我丈夫还是吃碳水，但比以前少吃了很多。这对他来说很有效：轻松瘦了十千克！我的体重开始有点变化，我也测量了自己的围长。我听说当身体发生变化时，体重秤并不总是能说明真相——可能体重变化不大，但围长已经减掉数厘米，这时体重秤就可能存在误导性。我建议称体重和测量围长双管齐下。

头几个月我痴迷于记录所有的食物，但很快就明白，只要吃的是全食物并且马上回归计划，即使放松一点，也不会对减重产生巨大影响。我从来没有使用酮体检测仪或尿液试纸条。我能看到有规律的进步，所以觉得没有必要痴迷于酮体水平。社交媒体上，有的人会因为试纸条显示错误的颜色或酮体水平低，而忧心忡忡、沮丧万分，这似乎是一种自我惩罚。我可能时不时地达到酮症状态，因为没有检测，我也不能肯定。重要的是我对结果很满意。

我不做生酮糕点。我尝试过几种生酮烘焙，发现只是用生酮友好的版本替代了我的一些旧饮食习惯，所以我就停用了大部分此类食谱，只是偶尔为之。随着我和丈夫的进步，我们的身体耐力得到了提高。现在我们经常在周末步行十几千米，而之前我连五千米都走不动，如果走完我就会精疲力竭，一天中剩下的时间什么都做不了。过去我们到镇上会坐公共汽车，现在步行（四十五分钟）。我们一起去健身房，互相打气。

当我写这篇文章时，我采用生酮饮食仅仅一年多。我减掉了二十八千克，了解到自己对糖和白色碳水上瘾，必须远离它们。现在我避免吃这些食物——不是基于情感，而是因为我不再喜欢这些食物的味道了。我已经停止服用治疗多囊卵巢综合征的药物，多囊卵巢综合征也得到了缓解，我现在能够排卵，有自然的经期，面毛变薄了一点。我服用的控血压药物剂量减半，而且糖化血红蛋白在正常范围内，纤维性肌痛几乎消失了。生病时纤维性肌痛还会发作一下，但大多数时候都风平浪静。我过去每天下午都需要小睡一会儿，现在已经不需要了。我可以自己系鞋带而不必屏住呼吸——对曾经超重的人来说，这是个不可小觑的成就。

有关生酮和低碳水的社交媒体可以成为绝妙的资源，但许多专家对纤维、净碳水、断食、热量和其他各种问题说法不一。归根结底，我今年学到的最重要的一课是听从自己的身体。听从你的身体，因为你是最了解自己的人。

——盖尔·H.，德国波恩

第八章

改变生活饮食法
阶段二

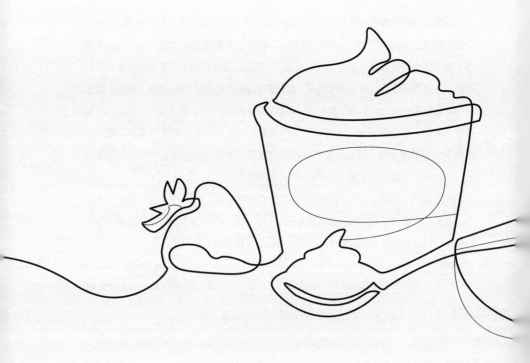

如果第六章中的表格将你指向改变生活饮食法阶段二，欢迎来到新的饮食家园！阶段二的碳水限额虽然比阶段一宽松，但它仍然是一种低碳水饮食方式。这个阶段适合那些采用低碳水饮食能够达到最佳的健康和体重状况的人群。许多人遵循一段时间阶段一后，健康问题大幅缓解或完全得到解决，随后他们就会长时间遵循阶段二。

如果你希望长期保持目前良好的健康状况，或者你只有一些轻微的健康问题，不存在多种疾病并发的情况，例如你患有痛风或高血压，但没有其他疾病的迹象或症状，那么阶段二是合适的起始阶段。阶段二的碳水限额可能会有效地改善你的状况，但如果几周或几个月内没有任何进步，请执行一段时间阶段一。阶段二较宽松的碳水限额，使你无法得到疗愈身体所需的代谢效果。

> 你过去摄入的大量碳水导致代谢疾病
> 和多余的体脂，并不意味着
> 你永远不能摄入任何碳水，而是意味着
> 你必须学会在不伤害身体的情况下摄入碳水。
> 阶段二正是要帮助你实现这一目标。

请注意，我说的是遵循一段时间阶段一。我没有说"下到"阶段一。遵循阶段一不是降级或处罚。即使你需要这样做，也不要气馁。其实这是一件好事！你已经确认自己当前的碳水阈值。将来，你也许能够回到阶段二，并且不会引起体重反弹或健康问题复发。即使疾病确实复发了，你也不必对自己感到生气或失望。相反，你可能会感到宽慰。因为你已经发现，自己的身体最适合阶段一的超低碳水摄入量。用这些知识武装自己，你可以终身践行阶段一，并持续取得成功。

有的家庭成员可能有第六章表格中的一些健康问题，但他们一想到要将每天的碳水摄入总量控制在 20 克以内就忍不住咆哮，对他们来说，阶段二是一个很好的策略。虽然从阶段一中可能受益更多，但通过执行阶段二碳水摄入量略大的计划，他们也可能会对健康状况的显著改善感到很满意。

我说过，对碳水的耐受性因人而异。有些人摄入少量的碳水就会产生巨大、快速和长期的胰岛素反应；而另一些人即使多吃一点碳水，在大部分时间也仍然处于脂肪燃烧模式，因为碳水在他们的身体中诱发的胰岛素反应小得多。碳水耐受性更高的人——幸运地拥有忍者般的新陈代谢的人，即使消耗更多碳水也能保持健康。改变生活饮食法阶段三就是为这类人设计的。如果你介于两者之间，那么阶段二正适合你。

阶段二可能显得模棱两可，就像阶段一和阶段三之间定义宽松的灰色区域，而这也正是它的原貌。除了我描述的情况，实施阶段二的大多数人从阶段一起步，并执行阶段一相当长时间，实现了大幅减重，显著缓解甚至完全解决了最初困扰他们的健康问题。在经历了这些有益的变化后，他们准备尝试增加碳水摄入量，看看是否可以在保持阶段一巨大成功的同时，采用更自由的饮食。在本章结尾，我将向你展示如何做到这一点。让我们先来看看阶段二食物清单。

改变生活饮食法阶段二食物清单

此清单旨在将碳水摄入总量控制在 50 克以内。请参阅附录 B，了解阶段二食物清单的便利版，你可以把它复印出来，贴在冰箱上，放在钱包、公文包或车里。你还可以用手机拍照留存，方便随时查看。

阶段二除了包括阶段一中的所有食物，还可以添加以下食物。

• 如需要，可增加阶段一中沙拉青菜和非淀粉类蔬菜的分量：每天最多四杯沙拉青菜和两杯非淀粉类蔬菜（或一杯非淀粉类蔬菜和一杯阶段二蔬菜）。

• 如果你已达到目标体重，请根据需要增加高脂肪食物的分量。

→ 油、奶油、黄油：每天最多三餐匙。

→ 蛋黄酱：每天最多两餐匙。

→ 油梨：每天最多一个。

→ 橄榄：每天最多十二枚。

以下食物限量。

• 阶段二蔬菜：每天最多一杯（未烹饪时称量），即一拳头大小，包括阶段一所有蔬菜，以及胡萝卜、甜菜、芜菁、萝卜和冬南瓜（橡子、灰胡桃果、笋瓜、意大利面）。

• 浆果：每天最多半杯，包括覆盆子、草莓、黑莓、蓝莓、小红莓（新鲜未加糖的，而不是果干）。

- 核果：每天最多一个中小果，包括杏子、桃子、李子。仅限新鲜水果，不是果干或水果罐头，不可食用果汁或水果饮料。

- 坚果和种子：每天最多五六十克。所有坚果和种子都可以吃，但腰果、花生和开心果要少吃，因为它们的碳水含量更高。坚果和种子比坚果酱和种子酱更好，因为坚果酱和种子酱是常见的触发食物，很容易让人控制不住吃多。除非你有信心不吃过量，否则最好不吃坚果酱和种子酱。

- 乳品：阶段一所有乳制品和以下食物。

  → 酸奶：每天最多一杯。选择原味、不加糖的酸奶或无糖调味酸奶。原味酸奶和希腊风味的酸奶只要不添加糖就可以吃。如需要，可加入肉桂、人工甜味剂或零碳水果味糖浆来增添风味。

  → 农家奶酪：每天最多一杯。选择原味、不添加水果或糖的奶酪。要阅读标签，有些奶酪的碳水含量比较高。大多数品牌

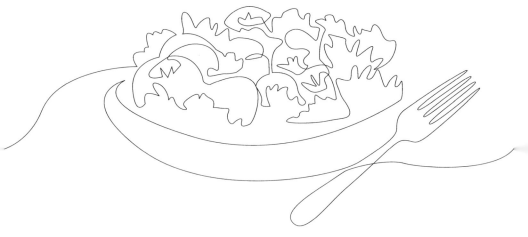

的奶酪每半杯含有三五克碳水。关于酸奶的建议同样适用于农家奶酪。

→ 意大利乳清奶酪：每天最多半杯。

→ 低碳水谷物产品：阶段二允许在饮食中添加低碳水脆饼、薄饼干、卷饼、扁面饼等，但在购买这些产品时务必阅读标签，以控制碳水摄入总量。市面上有许多所谓的"低碳水"或"生酮"产品，但由于改变生活饮食法在计算总碳水时不减去纤维，因而只有部分产品适合阶段二，而且需要控制摄入量。

为了确保每天的碳水摄入总量不超过 50 克，最好只摄入我明确指出的那些食物，并继续避免食用其他豆类、谷物和水果。和往常一样，务必阅读标签，以确保当天的总碳水摄入量不超过 50 克。与阶段一相同，阶段二的这些食物是可以摄入但不是必须摄入的。可以混合搭配清单中的食物，来形成自己喜欢的饮食结构。最重要的是每天总碳水摄入量不多于 50 克，这可能意味着不能每天吃浆果、核果、酸奶、农家奶酪、坚果和低碳水谷物产品，但可选的食物比阶段一更加丰富了，每天的饮食也可以富有变化。

改变生活饮食法阶段二菜单样本

执行阶段二几天内的饮食可能是下面这样。

• 早餐：香肠馅饼配炒菠菜，咖啡或茶。

• 午餐：科布沙拉（圆生菜、煮鸡蛋、烤鸡肉、番茄丁、蓝纹奶酪碎、培根）。

- 晚餐：羊排配烤花椰菜或冬南瓜。
- 甜点：油梨制成的无糖巧克力布丁。
- 零食：胡萝卜棒和黄瓜片配自制酸奶油和洋葱酱，生酮零食棒，蛋白棒或种子棒（如果你确实需要吃零食）。
- 饮料：水、咖啡、茶、无糖调味饮料。

- 早餐：由鸡蛋和奶酪碎制成的芝士华夫饼，可以在网上找到咸味或甜味的芝士华夫饼食谱。对于甜味版食谱，如需要可加黄油和无糖糖浆。对于咸味版食谱，吃原味的或添加油梨酱、莎莎酱。
- 午餐：低碳水薄饼干夹烤牛肉或烤鸡肉，配大蒜和香草奶油奶酪；如需要，配菜可选择烤西葫芦或烤茄子。
- 晚餐：烤鸡配希腊沙拉（生菜、黑橄榄、菲达奶酪、黄瓜、番茄、红洋葱，橄榄油和红酒油醋汁）；如需要，可把蘸花椰菜泥的猪皮作为开胃菜。
- 甜点：半杯覆盆子拌上无糖淡奶油、酸奶油或酸奶。
- 零食：农家奶酪或酸奶，配肉桂、烤杏仁片或半个桃子切片。
- 饮料：水、咖啡、茶、无糖调味饮料。

- 早餐：吃剩的烤鸡蘸油梨酱，咖啡或茶。
- 午餐：生菜卷金枪鱼或鸡蛋沙拉，也可以是谷物、低碳水卷饼。
- 晚餐：中餐外卖——鸡或虾配花椰菜（清蒸且不用酱汁，或使用酱油、辣芥末调味），蒸蔬菜；如需要，可用自制花椰菜米增加分量，以杏仁片或一分为二的腰果做装饰。
- 零食：萨拉米香肠、28 克夏威夷果、鲭鱼罐头、小李子、生酮零食棒、蛋白棒或种子棒。

• 饮料：水、咖啡、茶、无糖调味饮料。

阶段二的餐食和零食创意，请参阅第十二章。

改变生活饮食法阶段二取得成功的贴士

在当天晚些时候摄入大部分碳水

你可以选择吃极低碳水的早餐和午餐，而晚餐食用大量蔬菜，或用一大份主菜沙拉做晚餐。一天中的大部分时间吃极低碳水的饭菜，有助于酮症持续到晚上。即使你在晚餐时摄入一天中的大部分碳水，阶段二允许的碳水总量也足够低，以至第二天早上你很可能再次从深度燃烧脂肪的状态中醒来。

谨慎食用水果

阶段二允许食用某些限量的水果，但如果你发现少量水果会触发你对更多水果或各种糖分的渴望，请考虑不吃水果，而通过增加非淀粉类蔬菜的分量或品种来增加碳水量。

了解自己

如果不能控制坚果和种子的分量，最好远离它们。对于常见的触发性食物，许多人发现戒掉比适量食用更容易。不正是试图"适度"吃某些食物让这么多人陷入代谢障碍吗？如果做不到适量食用，就压根儿不要吃这些食物。

对产后女性的建议

如果你处于产后阶段，并试图减掉怀孕期间增加的体重，第六章的表格会将你指向阶段二。如果你的情况不复杂，没有医疗或健康问题，唯一目标是减掉孕期增加的体重，那么阶段二正适合你。但如果除了减重，你还有其他健康问题，那么从阶段一开始会获得更好的效果。如果你正在哺乳期，请注意，无论你从改变生活饮食法哪个阶段开始，可能都需要稍微多的碳水来支持充足的母乳供应。大多数女性可以一边遵循阶段一或阶段二，一边顺利地进行母乳喂养，但有些人发现较高的淀粉摄入量更适合她们。如果你也是这种情况，请选择对母乳供应最有利的碳水摄入总量，以便在母乳喂养期间滋养你的宝宝。在宝宝断奶并开始吃固体食物后，你可以减少碳水摄入量，以便更有效地减去体脂和缓解其他健康问题。

怎样从改变生活饮食法阶段一过渡到阶段二

我在第七章中提到，通过阶段一成功达到目标体重或解决健康问题后，有些人会选择无限期地留在阶段一，而另一些人更愿意过渡到阶段二，以便增加碳水摄入的分量和品种。我特意使用"过渡"这个词，因为这个过程就是一种过渡。你不是跳到阶段二，这种渐进的转变允许你系统增加碳水，并保留在阶段一经历的各种益处。你可能会受到诱惑并直接将每天的碳水摄入量增加到 50 克，但慢慢地系统增加碳水是确定个人阈值的最佳方式，这样不会触发体重反弹或导致在阶段一开心摆脱的健康问题复发。

不要立即将碳水从 20 克增加到 50 克。

相当一段时间以来，你一直保持极低的碳水摄入量。为了识别碳水耐受阈值，你需要缓慢而有条不紊地引入阶段二的食物。不要一夜之间将每天的碳水从 20 克变成 50 克。50 克是一个上限，而不是要努力达到的目标。碳水应当逐渐增加，每周增加 5~10 克。注意不是每天，而是每周。

> 你可能会受到诱惑并直接将每天的碳水摄入量增加到 50 克，但慢慢地系统增加碳水是确定个人阈值的最佳方式，这样不会触发体重反弹或导致在阶段一开心摆脱的健康问题复发。

如果在阶段一每天吃 20 克碳水，那么进入阶段二的第一周，你将每天摄入 25~30 克碳水。第二周或第三周，你将每天消耗 30~35 克碳水，每周将每日碳水量增加 5~10 克。进展速度由你决定。你可以选择徐徐递增，在 2~4 周内保持 25 或 30 克，随后几周内增加到 35 或 40 克，以此类推。无论你选择什么方法，都要循序渐进，这不是赛跑。慢慢来，这样你有充分的时间去评估自身的感受，观察在增加碳水的同时，体重和血糖是否得到控制。

将阶段一包含的沙拉蔬菜和非淀粉类蔬菜加大分量，是一个不错的开始。之后，每周增加 5~10 克阶段二新添的食物。以下是阶段二的一些食物和 5 克碳水的食物分量。

- 坚果和种子：28 克（腰果、花生和开心果的碳水含量略高，要少吃）。
- 蓝莓：1/4 杯。
- 树莓：1/3 杯。
- 草莓：6 枚中果。
- 农家奶酪：1/2 杯。
- 酸奶（原味、无糖）：1/2 杯。
- 胡萝卜：中等大小的 1 根。

不要因为这些精准的分量要求而感到压力倍增。请记住，改变生活饮食法设计简单，不需要称量食物。如果你不习惯目测，可以使用几天量杯或食物秤，直到你确信自己不会过量摄入碳水。最主要的是逐渐增加分量，并严格依照食物清单。这样你就不需要担心多一克碳水和少一克碳水的微小差别，我把这种差别称为微碳水。

这种吃法不是一门精确的科学。每天的食欲不会一成不变，你不需要每天吃等量的食物或碳水。只要你把碳水保持在要求范围内，严格执行清单，就不必担心数字是否百分百精确。

> **阶段二是无限可定制的，但保持低碳水总量仍然是最重要的方面。你会比阶段一吃更多的碳水，并且是以明智、可控的方式，这帮助你确定甜蜜点。**

由于你的碳水摄入量仍然在一定程度上受限，因此在阶段二逐渐增加碳水的明智方法是将早餐的碳水量控制在极低水平，这很容易做到，因为早餐一般碳水量就少（通常吃鸡蛋、培根、香肠、奶酪等）。考虑午餐或晚餐多吃些碳水，例如阶段二的晚餐可以吃含有蛋白质和更多蔬菜的主菜沙拉，也可以吃脂肪和蛋白质含量丰富的食物配上烤甜菜或胡萝卜。你还可以每一餐都继续按照阶段一的菜单执行，并在此基础上加入少量甜点——抹法式酸奶油的浆果或加奶油的桃子。

阶段二是无限可定制的，但保持低碳水总量仍然是最重要的方面。你会比阶段一吃更多的碳水，并且是以明智、可控的方式，这帮助你确定甜蜜点。一旦达到这个最佳点，饮食品种就可以更广泛，同时你能保持在阶段一取得的益处。

需要指出的是，并不是非要进入阶段二不可。有些人对阶段一的食物非常满意，无意增加碳水摄入量，但也有许多人希望扩大食物范围。如果你属于后者，完全可以在扩大食物范围的同时，保持阶段一达到的良好状态——体重不反弹并且健康状况得到改善。请记住，阶段二每日碳水摄入总量的上限为 50 克，毫无疑问，它仍然是低碳水饮食。如果过去慢性高血糖和慢性高胰岛素导致你出现种种健康问题，这些问题也不是每天 50 克碳水导致的，更可能是 200 或 300 克碳水导致的。

话虽如此，在阶段一得到疗愈后，可以采取的另一种方法是在大部分时间遵循阶段一，偶尔执行阶段二。如果想安全地增加碳水摄入量，请采取适当的策略。例如，从代谢角度说，在运动量较大的日子里，身体能更好地处理更多碳水。你可以在一天中的任何时间食用额外的碳水，但最好在锻炼后摄入。你还可以把较高碳水日保留到旅行时，你可能会发现旅行时坚持 20 克以下的碳水量更难。事实上，离家外出时坚持 20 克以下的碳水量很简单，第十三章会提供一些小贴士，使你放心地在食物选择有限的旅途中灵活地多摄入一点碳水。

你也可以将高碳水日预留在特殊场合，或者预留在某个特别的餐厅就餐时，那里有非常特别或全家钟爱的菜品，或者预留在你只是单纯想要比平常摄入更多碳水时。我在解释阶段一时讲过，阶段二只要将当天的碳水摄入总量控制在 50 克以下，就可以随心所欲地选择食物并取得同样的效果。从技术上讲，与其他可能含 50 克碳水的面包、意式面食、麦片、冰激凌或曲奇等食物相比，清单上所列的食物不太可能导致你渴望吃得更多。这意味着你也许可以享受一块婚礼蛋糕、土豆馅饼、南瓜派或巧克力，但最好在大部分时间避开这些食物。这样的美食可以偶尔食之，但只能偶尔。

深度审视阶段二

还记得第七章的声音调制器吗？遵循一段时间改变生活饮食法阶段一后，饮食仪表盘已经被调至最高位。在保持极低碳水摄入量方面，你已经是资深专业人士了。你不需要像刚开始执行改变生活饮食法那样时刻警醒，能吃最适合你的食物。现在是把注意力转向其他仪表盘的时候了。但饮食仍然是一个焦点，你不能把眼睛从饮食仪表盘上移开太久，以免旧习惯卷土重来，进而导致你损失在阶段一攻下的阵地。你可以保持对饮食的警惕，同时开始关注整体健康和福祉的其他方面。就像开车一样：时刻都要盯着前面的道路，并且注意身后和两侧的汽车，更不用说时不时地瞥一眼速度表、燃油表和发动机温度表。你坐在方向盘后面同时监控多样东西不成问题，那么同时监控健康的各个方面也不成问题。

阶段一是纠正性饮食。一旦问题得到纠正，你就不需要停留在纠正阶段了。如果摔断了腿，需要打上石膏让骨头愈合，一旦愈合了就要拆除石膏。石膏帮助你痊愈，但你并不需要终身打石膏。一旦纠正性措施的目标达成了，你就不再需要它了。对有些人来说，阶段一就像石膏。你可能需要用非常严格的手段来应对严峻的形势，但当形势大为改善时，你就不需要如此严格的手段了。

如果你已经成功达到减重目标，并对健康状况改善的效果感到满意，那么是时候考虑分诊清单上的其他问题了。你现在能量更充沛，有没有充分利用这一点增加运动量呢？虽然你不需要通过运动来实现减重或阶段一的其他好处，但它是促进整体身心健康的有力工具，更何况运动可以带来更大的碳水回旋余地。

你睡眠充足吗？还是近年来购入了大量咖啡，足以使你最喜欢的咖啡师供孩子读大学？如果你怀疑睡眠不足或睡眠质量差妨碍你进一步改善状态，请考虑一下自己需要做出哪些改变才能获得更好的睡眠。

是否通过改变生活饮食法阶段一恢复了身体健康，但心理和情感健康正被慢性压力侵蚀？是时候开始寻找方法减轻你的压力了，如果不可能减轻所有压力，或许可以找到方法来更好地应对压力。实事求是地说，有时减轻所有压力确实是不可能的。如果你兼顾多项工作，要照顾生病的亲人，正在经历离婚，即将成为单亲父亲或母亲，或者面临其他需要很长时间才能解决的问题，那么你可能很难减少肩负的义务和责任。但即使一整天里只有寥寥几分钟的闲暇，你也可以找到方法来更好地应对压力。你不必放弃生活，如果可以跳上航班飞到最近的热带岛屿，就很棒！很简单的方法也可以用来应对压力，比如观看搞笑视频，听手机上最爱的歌，或在必要时进行积极的自我对话。别忘了，有时仅仅是暂时远离当下的情境，走到一边做几次深呼吸也是很有帮助的。

在开始阶段一时，你出于各种原因希望感觉好一些，而现在你感觉好多了。那么，你处理了这些原因吗？你在做原本想做的事吗？抛开体重、疲劳、疼痛，你过上了想象中的生活吗？除了饮食，生活中还有其他事能改善情况吗？阶段一带你走到这一步，而阶段二可以帮助你走得更远。

我有可能到达阶段三吗？

如果你当初从阶段一开始，是由于长期肥胖、代谢综合征或胰岛素抵抗导致的其他多种问题，阶段二可能会成为你永久的家园。你不太可能永久性地过渡到阶段三，但也许可以偶尔尝试阶段三，就像去另一个国家度假时想体验当地的美食，或者有其他合理的借口暂时消耗较多碳水，但我要强调这都是暂时的。我绝不会说，你第一次到巴黎时不要吃新出炉的羊角面包，或者在罗马旅游时不要吃一勺意式冰激凌。参观加勒比地区？允许自己品尝黑豆和芭蕉吧。我说过，偶尔吃这些高碳水食物不会将你推回到肥胖或代谢疾病的重重麻烦中。

记住，改变生活饮食法不是监狱。如果某种饮食方式导致你患上2型糖尿病、肥胖、代谢综合征、高血压、疼痛和疲劳，或者其他任何降低生活质量的疾病，那为什么要回到那种状态呢？如果你一直用锤子敲拇指而且觉得很痛，首要任务是放下锤子，并且再也不要捡起锤子！

不过，这种类比可能有点简单化。我将更清晰地谈谈饮食中的碳水。小心使用的话，锤子是有用的工具，但粗心大意可能会带来危险。不要因为锤子会造成伤害就完全避免使用锤子，通过正确的方法来达到预期的目的是没有问题的。如果你过去摄入大量碳水，结果发现自己面临代谢疾病和超重问题，这并不意味着你再也不能摄入任何碳水，而是你必须学会在不伤害自己的情况下摄入碳水。改变生活饮食法阶段二正是要帮助你享受某些精选的碳水，如蔬菜、水果、乳制品、坚果和种子，只要控制总量，就不会再体验过去被意大利面、面包和糖像锤子正中面门的痛苦了。

阶段二每天碳水摄入总量的上限是 50 克，显然仍是极低碳水饮食。如果你体力活动很多，也许能够超过这个限量。如果你有代谢疾病史，知道摄入过多碳水会使你渴望吃得更多、感到饥肠辘辘，并导致在阶段一或阶段二已经完全消失的其他问题卷土重来，那么你可以尝试阶段三碳水范围的低端，比如每天 75~80 克或更少，而且最好只在训练日或其他活动量大的日子尝试。然而，你不可能与一直健康、精瘦的人摄入等量的碳水。记住：当你放下锤子，拇指伤口愈合时，感觉真棒。别再敲它了！如果你过去长时间感到不适，阶段二不是给你设限，而是解放你。

从肥胖、阻塞性睡眠呼吸暂停综合征、肠易激综合征和胃食管反流病到健康和碳水耐受

恢复代谢健康使我的身体能够处理更多淀粉，还使我很好地适应低碳水、高脂肪的日常。

2013年1月，我和妻子、叔叔、刚领养的女儿共进午餐。我们刚在动物园消磨了一个早晨。我叔叔是加州大学伯克利分校数学专业的毕业生，是我认识的最聪明的人之一。从小到大，他一直是我的科学、文学和思维导师。我们一起阅读了很多重量级科学著作和伟大的文学作品。然而，在这一天，他连十分钟前去过动物园都不记得了。

我的心又碎了。自从他被诊断为阿尔茨海默病以来，我每天都会感到不一样的心碎。他七十岁出头了。他的母亲——我的祖母，在六十岁出头时死于2型糖尿病，去世前她的腿被截肢了。我自己的情况也不好。我四十七岁，已经病态肥胖二十多年了。有十年时间，我的体重超过159千克，另外十年间，我的体重在118~136千克（我身高为175厘米）。我有阻塞性睡眠呼吸暂停综合征、严重过敏、胃食管反流病、肠易激综合征，每天都会发生肠道疼痛，还有代谢综合征的所有五个标记。我妻子也是病态肥胖。去动物园后的第二天，我仿佛眼见自己在叔叔之前过世，将妻子和两岁的女儿孤独地留在身后。

我没有立即采取行动，但我的健康状态使我的心情沉重不已。除了我提到的身体症状，我还有脑雾、抑郁和焦虑，我时刻感到疲倦、饥饿和烦躁。到2013年5月（参观动物园四个月后），我已经受够了生病和疲倦，开始努力寻找解决办法。我的大学生涯是从化学工程开始的，我短暂研究过分子生物学，然后获得了文学学士学位和地理学硕士学位，还读过三年的地理学博士学位课程。我既有扎实的科学背景，也有文化生态学背景，文化生态学这门学科主要研究文化和环境之间的相互关系。事实证明，这是一个很好的学历组合，我把晚上和周末全部用来研究自己的健康问题。

我一开始就抛开了过去听到的关于营养学的一切，对每一种食物和论调都持怀疑态度，还自问自答一些重要问题。我注意到自己总是感到饿，这似乎与热量无关。我每周吃两三次快餐，总是喝不加糖的冰茶，总会吃掉整包薯条和一个大汉堡。这些餐食本身的热量通常就有一千多卡路里或更多。但不久我又饿了。为什么？为什么我肥

胖？那些体脂不是用来消耗的吗？我也想知道我祖母的 2 型糖尿病和我叔叔的阿尔茨海默病之间是否存在联系。阿尔茨海默病也是一种糖尿病吗？

这些问题让我想到代谢综合征，它是过去所有身体和心理问题的根本原因。互联网上出现的一些新证据表明，人们通过大幅减少甚至戒除糖、精制碳水、某些油和谷物，成功地扭转了代谢综合征。这就是原始人饮食与低碳水饮食相结合的方式。这对我来说很有意义，因为这正是我们的祖先和现代狩猎采集者采用的饮食方式，与我的文化生态学背景完全相符。如果它对他们有效，为什么对我就不行呢？

所以，我立刻放弃了所有的面包、意大利面、糖果和薯片。效果非常好。虽然第一个月我只减掉了 1 千克体重，但我的精力水平比记忆中任何时候都高，饥饿感也大大减轻。大约三个月后，体重大幅减轻。2013 年 5 月，我的体重为 131 千克；到假期，我的体重减至约 104 千克，感觉棒得难以置信！

假期前不久，我在一家墨西哥餐馆试验性地吃了大米饭和豆类。我已经好几个月没有吃淀粉类蔬菜、大米饭或豆类了。我以为这会导致饥饿感增加、低血糖、迟钝和沮丧，但这些都没发生。这顿饭还包括大量的肉类和蔬菜，但没有玉米片和玉米饼，我感觉很好、很饱足。这是一顿吃得很早的午餐，我饱得没吃晚饭。从这时，不吃早餐成了我的新常态。我一天吃两顿饭，有时只吃一顿。我很自然地限时进餐，通过吃真正的食物和降低胰岛素水平，我进入脂肪燃烧状态，所以不会经常感到饥饿。

但是为什么我吃大米饭和豆类时感觉很好呢？在吃完这些的几天内，我见证了显著的减脂效果，饥饿感比平常更轻。为什么？原来大米饭和豆类都是全食物。大米除了去除麸皮，其他成分基本保持完整，未经精炼，没有被制成面粉、面包或薯片。大米和豆类也不是糖。它们主要是葡萄糖和极少的果糖，因此对血糖和胰岛素的影响有所不同。在我以做试验的心态吃这些食物时，我已经减掉了大量的体重，并且对胰岛素更加敏感。大部分时间采用低碳水饮食，意味着我的身体偶尔有更多空间容纳淀粉，所以我能很好地处理这些全食物碳水。

在随后体重从 104 千克下降到 77 千克的减脂之旅中，我开始每一两周加入高碳水餐食（全食物、非糖碳水）。2014 年秋天，在减脂约一年半后，我的体重达到了77 千克。我还发现了间歇性断食和延长断食的好处。虽然这种饮食方式不是成功的必要条件，但对我很有效。通过以低碳水全食物为基础、不吃谷物、极低糖、适度断食的饮食方式，我保持了体重，变得更强壮、更健康。这种方法使我能够保留极低碳水饮食的各种好处，同时可以定期吃各种全食物碳水，如土豆和红薯。

我不是按照每日碳水量遵循生酮饮食。然而，我吃的大多是低碳水全食物，并践行间歇性断食。我总是处在脂肪适应状态，以身体脂肪或食物中的脂肪作为燃料。通过低碳水饮食、不吃零食和锻炼，我每天有一部分时间处于酮症。我觉得这种生活方式美妙极了，健康状况也很好。我现在吃各种淀粉，但仍然避免摄入谷物，只是偶尔吃大米饭。在高碳水日，我通常会摄入 120~150 克碳水，极其偶尔会摄入 200 克，这对我来说完全没有问题。恢复代谢健康后，我的身体能够处理更多淀粉，我能很好地适应低碳水、高脂肪的日常。

我不是独自完成这趟旅程的。我的妻子减掉了 32 千克，也以同样的生活方式扭转了许多健康问题。我们的女儿"吃真正的食物"，糖分摄入量很低，正在茁壮成长。这段旅程也改变了我的事业，我现在有幸成为一名健康教练和助理研究员，协助那些对低碳水饮食、生酮饮食和间歇性断食友好的医疗专业人士。我非常高兴能帮助客户成为终身燃烧脂肪的野兽！

——拉里·D.，美国得克萨斯州奥斯汀

第九章

改变生活饮食法
阶段三

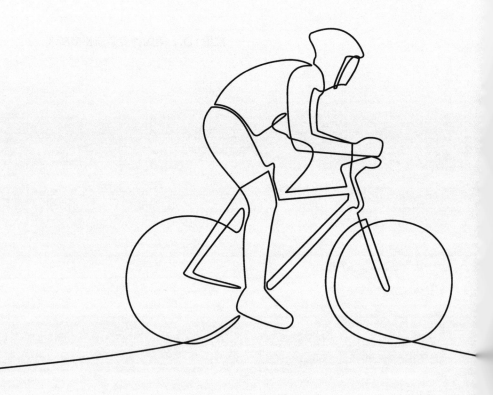

如果你健康、苗条，只想遵循一种有营养和可持续的饮食方式来保持长期健康，那么可以从改变生活饮食法阶段三开始。这个阶段的碳水限量要求最宽松，每天的碳水摄入总量最多为 150 克。除了阶段一和阶段二包含的食物，阶段三还允许加入豆类、谷物、淀粉类蔬菜，如果你愿意，还可以加入更多水果，但精制糖仍然是禁区。记住，糖无法带来任何好处。我在第一部分讲过，糖实际上会消耗身体的营养。

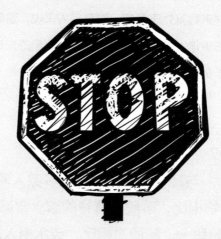

图 9.1
等等！你不是直接跳过来阅读阶段三的内容吧？在此之前务必先读关于阶段一和阶段二的内容。

不要误以为保持精瘦和活跃就一定不会患上代谢疾病。职业运动员也常常会患上慢性高胰岛素或高血糖引发的疾病，如 2 型糖尿病等。不良饮食的影响是无法靠锻炼消弭的。激素和血糖能够确切地反映你所吃的食物，不会被跑步、骑自行车或游泳愚弄。许多运动员年轻时随心所欲地吃东西，仍然能保持精瘦和健康，但随着年龄渐长，这种饮食习惯的负面影响就会逐渐凸显。职业运动员退役后发胖的情况并不少见，因为他们在职业生涯结束很久之后，还继续像过去以运动为生那样吃东西。

你甚至会看到一些退役运动员成为商业减肥节目的代言人，他们通过主演电视广告片来试图兜售减肥奶昔和药片。你可不要成为这样的人。你只要了解改变生活饮食法阶段一和阶段二，坚守阶段三，无论运动量大小，都能够保持代谢健康。

无论多么精瘦和活跃，大多数人都无法在阶段三碳水限额的高端进入酮症。如果你时不时有几天消耗的碳水比平常少，可能会偶尔进入酮症。清晨，胰岛素水平较低，而且夜间储存的肝糖原已经用光，你可能在醒来时就处于酮症。对有些人来说，晨起口气实际上是生酮口气！但如果你大多数时候停留在碳水限额的高端，可能大部分时间都不会处于酮症。但这没关系——记住，在阶段三你并不需要酮症的力量。

> 与现代工业社会中大多数人所吃的
> 食物相比，阶段三食物的碳水含量相对较低，
> 但与阶段一、阶段二相比，碳水摄入总量有很大的
> 灵活性。瘦身和保持健康的方法
> 不止生酮和极低碳水饮食。

阶段三与阶段一、阶段二不同，因为它的设计初衷不是生酮或极低碳水饮食。与现代工业社会中大多数人所吃的食物相比，阶段三食物的碳水含量相对较低，但与阶段一、阶段二相比，碳水摄入总量有很大的灵活性。显然，瘦身和保持健康的方法不止生酮和极低碳水饮食。我在前文提到，世界上许多人没有遵循生酮饮食，但仍能保持精

瘦、健康，也没有患上慢性代谢疾病。日本传统饮食没有大米会是什么样？中美洲美食没有玉米又是什么样呢？有些人摄入大量的碳水却没有任何副作用，因为他们的生理机能可能天生更适合这种方式。

如果你一直很健康，就不需要恢复健康。如果你从未生病，就不需要扭转病情。如果你从来没有超重，不嗜甜食，不知道什么是脑雾，精力水平在大部分时间都很高，除了在激素出现小插曲的青春期，你的皮肤一直都很清透，医生从未对你的血液检验表示担心，那么你的代谢灵活性很好，不需要通过酮症来达到最佳状态。

> 如果你一直很健康，就不需要恢复健康。
> 如果你从未生病，就不需要扭转病情。
> 如果你的代谢灵活性很好，就不需要通过酮症
> 来达到最佳状态。

代谢灵活性是什么？它是一种在以碳水为燃料和以脂肪为燃料之间自如切换的能力。在某些日子里，无论饮食中的碳水略高还是略低，你的感觉都同样好。你能够有效地将碳水和脂肪转化为热量，你的身体在两者之间也不存在偏好。

如果将阶段三作为起始阶段，这表明你的身体对碳水的反应优于那些在第六章表格中勾选多项的人。当你吃碳水时，血糖和胰岛素的升高程度小于那些人，也能更快地恢复正常。你对碳水的耐受性更高，所以可以跳过阶段一和阶段二，直接滑入阶段三。但正如我在第七章中提到的，你还是可以选择从阶段一开始，看看在酮症期间能够体验

哪些特定的好处。

请记住，阶段一是一种纠正性饮食。你不需要纠正自身不存在的问题。在第八章中，我举了腿骨折的例子。打石膏是为了帮助腿伤愈合，但不用在健康的腿上打石膏来防止腿骨折。阶段一极其严格的生酮方法能够迅速、有效地扭转许多严重的健康问题。如果没有严重的健康问题，就不需要采用严格的方法。

让我们回到声音调制器的类比上。在阶段三，你的饮食仪表盘不需要调至最高位。饮食不是不重要，而是你可以更加灵活、宽松地安排饮食，多关注整体健康和福祉的其他方面。

改变生活饮食法阶段三食物清单

此清单旨在使你在大多数日子将每日碳水摄入量保持在 150 克以下。附录 B 提供了阶段三食物清单的便利版，你可以把它复印出来，贴在冰箱上，放在钱包、公文包、车里，或拍照保存在手机上。

阶段三除了包括阶段一和阶段二的所有食物，还可以纳入以下食物。

- 你可以享用不限量的沙拉蔬菜和非淀粉类蔬菜。
- 如果你已经达到了目标体重，就可以根据需要增加高脂肪食物的分量。

  → 油、奶油、黄油：每天最多四餐匙。

  → 蛋黄酱：每天最多三餐匙。

  → 油梨：每天一个。

- 水果：加入柑橘（葡萄柚、橘子、橙子）、甜瓜（所有品种）、热带水果（杧果、木瓜、菠萝、奇异果）。请注意，如果将水果纳入饮食中，最好选择新鲜完整的水果并避免果汁。即使你对碳水的耐受性较高，也最好避免果汁这种液体糖。无添加糖的果干是可以的，但要注意碳水摄入总量。果干是浓缩的天然糖，与新鲜水果相比，果干带来的碳水会迅速累加。这些食物可能最好在长跑训练或长途骑行时吃，因为它们很轻便，而且能迅速提供热量。
- 淀粉类根茎和块茎蔬菜：土豆、红薯、山药、欧洲萝卜等。
- 豆类、豆科植物和干豆：所有品种（小黑豆、腰豆、海军豆、乌龟豆、利马豆、鹰嘴豆、小扁豆等）。
- 谷物：玉米、小麦、大米、燕麦、小米。

那么，我应该吃什么呢？

如你所见，除了糖，在阶段三任何食物都可以吃。然而，阶段三也不是无限摄入淀粉和水果的许可证。记住，无论你做多少运动，都无法愚弄血液（见本章结尾格伦·F. 的故事）。即使在阶段三，把面包棒当作开胃菜，用意大利面作为晚餐，再来点冰激凌圣代，也不是一个好主意。你仍然需要明智地使用碳水限额。阶段二每日 50 克碳水摄入总量是个上限，阶段三每日 150 克碳水摄入总量也是一个上限，而不是必须达到的目标。根据你的活动量和整体健康状况，将碳水摄入总量控制在阶段三碳水限额的低端，大致为每天 75 克，可能有助于你达到最佳状态。而有些人可能在碳水摄入量接近 150 克时感觉最好。

> 如你所见，除了糖，在阶段三任何食物都可以吃。然而，阶段三也不是无限摄入淀粉和水果的许可证。记住，无论你做多少运动，都无法愚弄血液。即使是职业运动员，也不能免于患上高血糖或高胰岛素引起的心血管代谢疾病。

那么，符合这个碳水限额的食物分量是多少呢？要摄入 30 克碳水，你可以吃 1 杯葡萄或 0.7 千克花椰菜。要摄入约 27 克碳水，你可以吃 1 个中等大小的香蕉、1 杯切碎的胡萝卜、1/2 杯草莓切片、1 杯茄子丁和 1 杯切碎的西葫芦。我并不是建议你把这些食物一股脑儿吃掉！我只是指出在你个人碳水耐受范围内可以吃的食物分量，这取决于你选择的食物类型。想象一下，1 杯煮熟的糙米含有 46 克碳水，1 杯煮熟的藜麦含有近 40 克碳水，如果把这两种食物替换成碳水含量较低的蔬菜和水果，分量会有多大。如果你喜欢食用少量的高碳水食物，在阶段三，你可以灵活地做出选择。然而，如果你通常胃口很大，那最好坚持吃碳水含量较低的食物，这样你摄入的食物分量就可以多一些。如你所见，阶段三的食物品种和自由度都是最大的，可以为你量身定制。

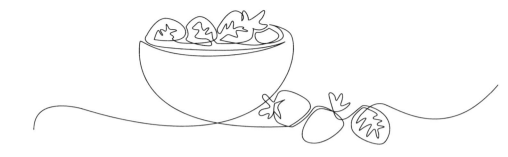

改变生活饮食法阶段三菜单样本

阶段三的几天餐单可能是下面这样。

- 早餐：蔬菜和奶酪煎蛋卷；如需要，可加小碗水果沙拉；咖啡或茶。
- 午餐：蒸粗麦粉或全谷物沙拉配蛋白质来源（鸡肉、鱼）。
- 晚餐：鸡肉和牛排法士达（配洋葱、红辣椒和青椒），墨西哥玉米饼可加可不加，米饭或花椰菜米，酸奶油。
- 小吃：混合坚果，甜瓜切片、生酮零食棒、蛋白棒或种子棒。
- 饮料：水、咖啡、茶、无糖调味饮料。

- 早餐：西式煎蛋卷（鸡蛋、洋葱、火腿、青椒丁）、全麦吐司片或一份家常炸薯条，咖啡或茶。
- 午餐：印度餐外卖——扁豆（或米饭）浇鸡肉（或羊肉）；如需要，可加小块印度烤饼。
- 晚餐：牛肉丸，配番茄西葫芦面或小麦意大利面。
- 甜点：几小块黑巧克力。

- 零食：煮鸡蛋、生酮零食棒、蛋白棒或种子棒。
- 饮料：水、咖啡、茶、无糖调味饮料。

- 早餐：加黄油、奶油或其他脂肪来源的燕麦片或玉米糁，鸡蛋、香肠或其他蛋白质来源，咖啡、茶。
- 午餐：鸡肉沙拉三明治或生菜卷。
- 晚餐：烤牛排配炒蘑菇、烤土豆或花椰菜泥。
- 零食：沙丁鱼罐头、鹰嘴豆泥配蔬菜（或配皮塔饼）、生酮零食棒、蛋白棒或种子棒。
- 饮料：水、咖啡、茶、无糖调味饮料。

阶段三的其他餐食创意，请参阅第十二章。

阶段三的灵活性

我说过，阶段三的设计初衷是，使你在大多数日子里将碳水摄入量保持在 150 克以下。有些日子你可能会多摄入一点。如果你是运动员或者运动量很大，在训练日或比赛日可以增大摄入量。你也可以尝试在其他日子里摄入超过 150 克，但是如果你发现碳水摄入量较低时，身体上、精神上或认知上感觉更好，那么可以待身体对碳水需求更高时摄入额外的碳水。

你可以在遵循极低碳水饮食或生酮饮食时，达到最佳的运动表现。越来越多的职业运动员采用此类饮食方式，其中有些取得了个人最好成绩。他们包括从事所有运动项目的人，从超长跑运动员到自行车手，从举重运动员到综合格斗选手。你可能会在极低碳水摄入量的情况下发挥出最佳水平，但如果情况并非如此，也不要担心。有些人需要较多碳水才能达到最佳状态，保持最佳的耐力、力量，所以如果你也如此，就不要担心。记住，如果你身材精瘦、非常活跃，特别是如果你还年轻，那么与由于肥胖或严重的健康问题而从阶段一开始的人相比，你的代谢情况大不相同。你对碳水的耐受性更高，并且根据训练计划摄入更多碳水时，你的感觉和表现都可能更好。

每天摄入更多碳水的替代方案之一，是在生活中融入某种形式的碳水循环。碳水循环有许多不同的实施方式，但一般来说，碳水循环要求大部分时间保持极低碳水，以及每周一天或每月几天较高碳水日。一些运动员发现，这样能在大部分时间里享受燃烧脂肪或生酮状态的益处，同时保持最佳比赛状态。

> **阶段三每日 150 克碳水摄入总量是一个上限，而不是必须达到的目标。你可以选择在大多数时间将碳水控制在阶段三限额的低端，然后在训练日或耐力项目后的恢复日摄入更多碳水。**

如果你正在阅读这本书，并且你的现状将你指向每天碳水限量 20 克的阶段一，那么你要明白，不是每个人都有那种代谢灵活性，进而在阶段三达到最佳状态。与代谢疾病患者相比，那些精瘦且非常活跃的人能够安全地处理更多的碳水。精瘦活跃的人群可以在大部分时间执行低碳水饮食，并有规律地加入一些高碳水日，因为他们的肌肉渴望碳水，并且他们能够在补充碳水后立即恢复脂肪燃烧状态。另外，如果你有肥胖或高血糖、高胰岛素导致的健康问题，你的身体可能需要几天时间才能恢复到最大化的脂肪燃烧状态。只是极其偶尔加大碳水摄入量也许没问题，但这种行为的频率越高，你获得理想结果的时间就越晚——如果还能够获得理想结果。

理智地导航

阶段三的碳水限额显然是最宽松的。根据某一时刻的活动量、体重和健康状况，你可以选择碳水范围的高端或者低端。如果你不确定哪个最适合你，那就咨询医生，定期做血液检查，监测代谢状况。如果糖化血红蛋白或甘油三酯显示上升趋势，或体脂率明显增加，就表明你的碳水摄入量超出了合适的水平。一年做两次血液检查，你就可以在情况失控之前赢得先机，纠正问题。

我健康且活跃，能不能随心所欲地吃？

你或许可以吃任何想吃的东西，但你是因为重视健康以及想要优化身体表现而读这本书。考虑到这一点，事情比仅仅管理碳水摄入量要复杂得多。你可以从纸杯蛋糕、啤酒、奶酪通心粉以及薯片中获得150克碳水，但你不能期望从这些食物中获得最佳的健康状况、运动表现或认知功能。在改变生活饮食法阶段三，你可以将焦点从碳水摄入量转移到整体饮食的质量。

由于不受身体脂肪过剩或重大健康问题的困扰，你也许能更好地判断特定食物是否对你有效。例如，耐力运动员经常受到消化不良或胃肠道不适的困扰，尤其是在赛事期间。某些食物可能会格外加重这些问题。我通常建议大家不要追踪或记录食物——记住，我希望让这一切尽量简单。如果目前每一点竞争优势对你都很重要，你也许值得尝试记录所吃的食物及其对身心的影响，以及运动表现或精神集中程度。需要注意的是你的精力水平、消化问题（胃食管反流病、腹胀、嗳气、便溏）、精神敏锐度、情绪以及与身体表现相关的参数。

由阶段二过渡到阶段三

从改变生活饮食法阶段二过渡到阶段三的人，很少能够在阶段三碳水限额的高端取得理想效果。除非你活动量特别大，并且已经锻炼出大量肌肉，否则最好保持碳水限额的低端，比如每天 75~100 克或更少。即使这样，也最好偶尔选择碳水限额的高端，而不是把它当成日常模式。从阶段二过渡到阶段三的方式与从阶段一过渡到阶段二的方式相同：不要立即将碳水摄入量增加到 100 克或 150 克。如果你对体重感到满意，而且很健康、很活跃，那么在从阶段二过渡到阶段三时，不需要像从阶段一过渡到阶段二那样小心。尝试每周将碳水摄入总量增加 10~20 克。

我建议首先引入更多的沙拉蔬菜和非淀粉类蔬菜，这些食物在阶段三是不限量的。因为当你已经达到健康和精瘦状态时，很难摄入过量的花椰菜、菠菜、黄瓜或蘑菇，而这些食物中的碳水会对代谢健康产生负面影响。这样尝试几周之后，下一步最好加入阶段三独有的一些食物，如淀粉类块茎（土豆、山药）、豆类或水果。最好再加入谷物。

不同食物对血糖和胰岛素的影响因人而异。不过，一般来说，阶段三的谷物（麦片、意大利面、面包、薄饼干）比其他碳水来源对血糖和胰岛素的影响更大。此外，除非你从零开始自制面包、小麦粒沙拉、香料米饭或蒸粗麦粉，否则几乎不可能找到不加糖的谷物食品。正如我所说，即使包装上印着显眼的"全谷物"字样或其他营销噱头，这些产品也通常含有大量的糖。看看麦片盒上的标签，尤其是那些自诩纤维含量高、用全谷物制成的麦片，你会对它们的含糖量感到震惊。更惊人的是，一份通常只有一杯，有时甚至更少！大多数人吃的分量都会比这多。高纤维全谷物麸质松饼更糟糕。

如果要加入更多碳水，就将它们作为配菜而不是主菜。例如，将少量的意式面食作为肉菜的搭配物，并且一大碗意大利面不应该是这顿饭的明星。早餐时，将一块甜瓜或一小把浆果作为甜食，搭配作为主餐的香肠和鸡蛋，而不是将麦片和烤面包当成一餐。

> "你不需要每天摄入等量的碳水或食物。有些日子你会感到很饿，而在其他日子不那么饿。身体不是机器，所以不要指望它每天消耗等量的热量或碳水。"

我也建议将大部分碳水留在当天晚些时候吃，尤其是在锻炼或训练量大的日子。在一天的大部分时间里保持较低或极低的碳水量，可以使新陈代谢主要依靠脂肪运行，并使肝脏和肌肉有充分的时间来消耗储存的碳水（糖原）。当糖原减少时，碳水将有地方可去，以备在当天晚些时候被你消耗——身体会主要消耗碳水来补充糖原，而不是将碳水存储为脂肪或将所有的葡萄糖长时间保留在血液中。这种在晚上消耗碳水的策略，有时被称为碳水后置——特别是在当天早些时候进行了艰苦的锻炼时。

　　不过，这些只是建议。你可以增加碳水，并以任何喜欢的方式重新引入高碳水食物，像在改变生活饮食法阶段一和阶段二那样，关键是注意总碳水摄入量。请记住，你不需要每天摄入等量的碳水或食物。有些日子你会感到很饿，而在其他日子不那么饿。身体不是机器，所以不要指望每天消耗等量的热量或碳水。

　　在阶段三增加碳水摄入量时，请为秤上体重略有增加做好准备。你的体脂没有增加，额外的重量来自身体留存的水分，这是摄入更多碳水时自然而然发生的。我之前提到，极低碳水饮食有天然的利尿效果，会促使身体排出水分。当你增加碳水摄入量，特别是如果你处在阶段三碳水限额的高端，这个过程就会逆向发生：饮食中含有更多碳水，身体留存的水分也相应地略有增加。

　　如果你对增加碳水摄入总量以达到阶段三限额的高端犹豫不决，那么有几种方法可以采用。首先，不必将碳水摄入总量增至 150 克。你可以选择一直停留在碳水限额的低端，比如每天 50~80 克。你也可以在久坐的日子采用这个分量（或更少），而在训练量大的日子吃更多碳水。除此之外，你还可以使用血糖仪了解新加食物产生的影响。但根据改变生活饮食法的设计初衷，这么做是不必要的。你的身体是最好的仪表，它会告诉你感觉如何。你会知道执行一段时间阶段三后，那些在阶段一或阶段二已经解决的问题是否卷土重来。如果你想采用低技术含量、更有条理的监控方式，可以考虑记录食物的品种、摄入量，以及你在身体、认知、精神和情感上的感受。食物日记可以帮助你发现身体是否对某些食物的反应更好，以及最适合你的高碳水食物的分量。

碳水之外

我之前谈到声音调制器的类比时说过，在阶段三你的营养仪表盘不必调得像阶段一或阶段二那样高。如果你起初就很健康、活跃和精瘦，那么你的健康和体重就不会受到食物的负面影响，你也不需要像处于严重健康危机中的人那样彻底改变饮食。不过，从某种意义上说，因为你已经很健康了，并且可能希望将各方面状态推进到最高水平——无论是运动成绩、认知功能、工作效率，还是生活中的其他某些方面——所以营养就越发重要。

如果你是一个专业的赛车手，那么与那些偶尔开车去商店的人相比，你对车上使用的轮胎和燃料等用品会更加精挑细选。你不会随意在油箱中加入某种汽油，也不会让队员买最便宜的轮胎。你要求精准无误，需要最好的。

二十多年来，我一直让患者采用低碳水、生酮饮食，而坚持食用常规食品并没有成为任何人减肥或解决严重健康问题的障碍。我指明这一点是为了告诉你，不必从当地农场或有机食品生产商那里采购所有食品，在当地超市购买的食品带来的成效并不逊色。然而，食品的生产方式确实会影响其营养成分，特别是动物性食品（牛肉、猪肉、禽肉、蛋类、海鲜、乳制品等）。

例如，与传统环境饲养的动物相比，纯草饲牛肉或在牧场用特定饲料喂养的猪肉的各种脂肪的精确含量不同。纯草饲奶牛产出的乳制品、户外饲养或由特别配置的饲料喂养的家禽，以及从自然栖息地捕获的野生海鲜，与用传统方式养殖的同类相比，营养成分存在细微的差异。考虑到这一点，如果有办法，你可以考虑多从当地农场购买动物性食品，那些动物是在更自然的环境中饲养的，也可以从公司订购并让其直接运到家门口。虽然差异很小，但预算允许时为了尽可能将个人状态推上新台阶，这是一个可以探索的领域。

在阶段三，你可能还要考虑食物的性质。运动员尤其是耐力运动员，往往被上呼吸道感染等疾病耽搁，有时一年多次。有的食物充满了无法辨认的成分，相比之下，全食物、单一成分的食物可能会给身体提供更大的支持。什么是单一成分的食品？它就是只含有一种成分的食物：鸡肉、羊肉、芦笋、卷心菜、香瓜、西葫芦、核桃、菠萝、牛肉、黑豆。

老实说，这些建议背后没有多少科学依据，但是当你想要挖掘每种食物的潜在优势时，可以尝试将未经加工的食物作为饮食的基础，看看这些与高度精制和加工的食物相比，是否令你的感觉或表现更佳。是通过随机对照试验来搞清楚什么适合自己，还是让身体来提供最佳的反馈呢？

改变生活饮食法阶段三中另一个要评估的领域就是使用代糖，这是一个非常有争议的问题。有些人只有摄入含有人工甜味剂和糖醇的食物、饮料，才能长期坚持低碳水饮食，我支持这样做。不过，别忘了计算这些产品的碳水总量。对于我的大多数患者而言，人工甜味剂（三氯蔗糖、糖精、阿斯巴甜）不会对减脂或改善代谢状况形成干扰，但糖醇存在争议。人工甜味剂的碳水含量微不足道，对大多数人来说不会影响血糖，但糖醇可能会给你出其不意的一击。因为改变生活饮食法计算的是未减去糖醇的碳水总量，所以在阶段一或阶段二糖醇的空间不大，但阶段三更灵活。

有几种甜味剂都属于糖醇（如木糖醇、山梨醇、甘露醇、麦芽糖醇和赤藓糖醇）。有些糖醇对血糖的影响大于其他种类，当然，个人对糖醇的反应也存在差异。有些人几乎不受任何影响，而另外一些人的血糖可能大幅上升。糖醇除了对血糖有不可预知的作用，还会引起腹胀、矢气和便溏，有些人摄入少量糖醇就会经历这些令人不快的问题。用麦芽糖醇或甘露醇增甜的无糖巧克力通常会带有警示语：大量食用可能产生轻泻效果。如果你想要全面优化消化和身体表现，可以考虑从饮食中去除糖醇，或做一些自我试验看看不同糖醇对你的影响。你可能会发现有些品种最好避免，而另一些没有问题。赤藓糖醇通常对血压和消化的影响最小，但要记住这同样存在个体差异。

在遵循改变生活饮食法阶段三并全方位优化健康状况及各种表现的同时，也可以考虑比处于阶段一或阶段二的人服用更多营养补充剂。只要食物得当，就没有必要服用补充剂，但这并不表示某些化合物没有益处。按摩或偶尔喝一杯葡萄酒不是幸福生活所必需的，但对享受按摩和红酒的人来说显然是有所裨益的！

详细讨论不同的维生素、矿物质和其他有助于提高运动成绩或注意力的化合物，超出了本书的范围，但这里有一些基本信息可以帮助你思考可能有用的东西。

- 钠元素：第七章讲了钠元素的重要性。许多采用极低碳水饮食的人对钠元素的需求量大于他们习惯的摄入量。即使阶段三不是超低碳水饮食，其碳水量仍然可能远远少于过去，所以相对而言，它对你来说就是低碳水饮食。如果你发现自己行动迟缓、疲倦，并且锻炼或训练时失去了活力，那么适当增加钠元素的摄入量往往可以迅速解决这些问题。采用较低碳水饮食时感到头痛或眩晕，就明确表示你需要更多的钠元素。

- 镁元素：镁元素是较低碳水饮食中另一种关键矿物质，尤其是对于那些定期训练肌肉的人。镁元素是一种天然的肌肉松弛剂，有助于缓解肌肉僵硬或抽筋的问题。有些人还发现镁元素有助于入眠，如果你有睡眠困难的情况，可以考虑补充镁元素。

- 蛋白粉：如果你试图建立肌肉群，却难以摄入足够的全食物蛋白质来支持这种努力，那么蛋白粉可能有帮助。乳清蛋白可能特别有效，但蛋清蛋白也可用，对乳制品或鸡蛋过敏的人可以使用豌豆、麻渣或大米蛋白。真的，如果你想增加蛋白质摄入量，我建议多吃肉或鸡蛋！支链氨基酸在健美群体中很受青睐，供锻炼前或锻炼中使用，因为肌肉可以将它们当作快速燃料，同时它们没有另一种快速燃料——葡萄糖的负面影响。支链氨基酸也已被证明能够减轻运动后的肌肉酸痛，从而有益于训练后恢复。

- 谷氨酰胺：考虑到耐力运动对胃肠道的负面影响，一些耐力运动员发现服用谷氨酰胺补充剂是有益的。谷氨酰胺是一种氨基酸，能够为小肠壁细胞提供燃料。长期的生理压力可能增加身体对谷氨酰胺的需求，虽然你可以从食物中获取足量的谷氨酰胺，但对经常进行高强度或长时间运动的人来说，额外补充一些谷氨酰胺可能有益。

- 酮体：不采用生酮饮食也能够补充酮体。现在市面上已经出现了酮体补充剂（它们来自外部，而不是由你的身体制造的，所以也称为外源酮体），通常是粉末，加水即可制作成饮料来服用。相关研究仍在进行中，但一些运动员发现，锻炼前服用外源酮体能够小幅提升能量。我通常建议有肥胖、糖尿病或其他代谢健康问题的人不要使用这些酮体产品，但如果你健康并擅长运动，可能想尝试一下，看看此类产品能否带来任何益处。除了身体表现，有些人觉得外源酮体还能提升认知，使思维更敏锐、专注度更高。大多数人不需要额外服用补充剂，只要遵循健康的饮食方式并维持血糖和胰岛素的正常水平就能实现这一点，但我重申，想达到此类效果可以尝试服用外源酮体。

- 中链甘油三酯油：促进认知功能的另一种方式是使用中链甘油三酯油类，例如将其加入早晨的咖啡或茶中。椰子油含有比例较高的中链脂肪，所以对有些人的效果与纯中链甘油三酯油类似。中链甘油三酯油与其他脂肪的消化方式不同，更易转化为酮体，可以提高酮体水平，此时你无须使用外源酮体。事实上，即使采用高碳水饮食，中链甘油三酯油和外源酮体也可以提高酮体水平，所以如果摄入此类酮体后体验到身体、精神或认知上的明显益处，那么在高碳水日也可以尝试摄入酮体。大量中链甘油三酯油或椰子油可能有轻泻作用，所以先少量摄入，后逐渐增加分量。

需要了解的是，使用中链甘油三酯油或椰子油的相关研究尚处在起步阶段，这与改变生活饮食法阶段一不同，阶段一得到了无数科学研究的支持，并已成功地帮助成千上万的各界人士减重和缓解疾病。使用中链甘油三酯油或椰子油对你的效果无法保证，不能成为你不尝试它们的理由，你应将它们当作已采用的健康饮食和生活方式的附加品。就像补充剂一样，它们不是用来弥补坏习惯的，而是作为好事物的补充。你应当首先处理饮食和生活方式中影响更大的其他方面，而将使用各种营养补充剂、酮体和中链甘油三酯油作为最后一个要调整的仪表盘。

关于过度训练

行动迟缓或疲倦，运动成绩下降，甚至感到焦虑或沮丧，并不表示你需要更多的碳水。如果一段时间内你的碳水摄入量一直维持在阶段三的低端，同时你一直在刻苦训练，那么增加碳水摄入量可能会使你的感觉明显好转。短短几天内摄入更多碳水，你就会知道碳水是不是问题的症结。但如果显著增加碳水后，你仍感到身心疲惫，那你可能在遭受过度训练综合征。

过度训练综合征有时被非正式地称为心理耗竭，因为这正是它给人的感觉：就像人燃尽了精力，精疲力竭。以下是需要注意的一些迹象和症状。

疲劳

 减重（少数情况下体现为增重）

 难以集中注意力

 表现走低

 情绪化或人格改变

 经常生病，免疫功能减退

 丧失对运动或活动的热情

 愤怒或易怒

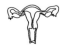 闭经（育龄女性月经停止）

 失眠或睡眠困难

 恢复时间延长

 睾酮降低，男性丧失性欲

 食欲不振

 慢性损伤，愈合延迟

　　过度训练恰如其名：训练、运动或锻炼时身体没有得到足够的休息、恢复和营养补充。增加碳水摄入量会有所帮助，但过度训练综合征是身体在告诉你需要停止训练一段时间，让身心得到休息。这并不意味着你必须完全放弃运动或活动，但身体已经给出响亮而明确的信号：你做过头了，并且这种情况可能持续一段时间。过度训练不是几天或几周内出现的，而是在较长时间内，身体被过度消耗时已没有资源支撑迅速的恢复。

　　考虑到这一点，在训练频率、训练量和训练强度三方面放松要求会有所帮助，将时间花在身心休息和放松上同样有帮助。进一步探讨过度训练的话题，超出了本书的范围。要注意，如果你非常擅长运动，经常从事高强度、长时间的运动，并开始出现我提到的一些问题，那么碳水摄入量不是唯一要考虑的因素。

你可能听过这样一句话，"更聪明而非更辛苦地训练"。有时更聪明地训练意味着放松一点。如果每次锻炼或训练时都把自己逼到极限，那么成年累月地坚持这种强度可能会适得其反。这么做不是让你更强壮、更健康，而是开始侵蚀你的身心健康，最终使你达到相反的目标。投入更多精力刻意进行运动，全面增加活动量，会使现代工业化社会中的大多数人获益，但如果你在一段时间内将运动量最大化，那并不总是有益。如果需要减少一点运动量，你不要觉得自己是个失败者，你的运动表现也不一定受到影响。事实上，当你给身体所需的恢复时间，运动表现可能会更好。

饮食之外

在改变生活饮食法阶段三，饮食和锻炼之外的其他仪表盘变得更加重要，它们能够支持身体的表现和恢复、认知（专注度、注意力、记忆、信息处理）、工作效率以及整体幸福感。要努力工作，也需要努力休息。要尊重身体，身体不是机器。它需要从你持续不懈的努力中解脱出来，无论这种努力是在跑道上、举重室里还是在会议室里。即使是手机或平板电脑等机器，也需要充电！

如果你希望身体将你提供的优质食物的潜力发挥到极致，那就必须把食物放到一个准备好利用它的系统中。回到汽车的比喻上：为什么要费心给一辆轮胎光秃秃、两年没换机油的汽车添加高级燃料呢?
在阶段三,你将驾驶着一辆赛车,并不厌其烦地投入顶级燃料。不要
忽视日常维护,以便你的精密机器以最佳状态运行。如果你压力巨大、
疲倦、愤怒、孤独,感觉活得不够充实,就算身体健康达到顶峰且体
格健壮到足以在健美期刊封面上大放异彩,那又有什么意义呢? 是时
候将其他一些仪表盘调至高位了。

> **在追求身体优化的过程中,
不要忘记享受生活。健康和健身是达到目的的手段,
而不是目的本身。不要以损害你的精神和
情感健康为代价来换取体格或运动表现。**

　　我在第八章中解释过,睡眠和压力管理是整体健康的重要组成部
分,但对于刚开始采用改变生活饮食法阶段一的人来说,不是重中之
重。当你对身体健康感到满意,并且没有任何降低生活质量的健康问
题,在距离目标只有几步之遥时,对日常生活和一般习惯的其他方面
进行小小的改变可能就会产生令人惊讶的作用。本书无法提供改变习
惯、建立新模式的详细指南,但当你在饮食和健身方面已经整理停当,
这里有一些可供思考的方面。

睡眠

睡眠的质量和时间会影响代谢健康。睡眠不足和时睡时醒（夜间醒来）会影响调节食欲的激素和胰岛素敏感性。因此，即使你遵循健康的饮食方式，与睡眠良好相比，睡眠不好时身体处理食物的方式也会略有不同。对于肥胖或 2 型糖尿病患者来说，转向极低碳水饮食是最有力的一步。但如果你健康、苗条，饮食已经调整到位，并且认为睡眠是一个薄弱环节，那么改善睡眠是合乎逻辑的举措。

睡眠时间没有确切的目标。"每晚至少保证八小时睡眠"这一经常被引用的建议背后，没有多少科学依据。有些人睡得更少也能神采奕奕，有的人则需要更多的睡眠。如果你愿意，你可以买手环、仪表等小工具和小玩意儿，来测量不同睡眠阶段的时间，痴迷于这些技术的人总也用不够，但这些工具不是必需的。我们已经习惯于各种量化分析，比如快速眼动睡眠、心率变异性、酮体水平、每日步数，但事实上，身体是你最好的仪表。你可能已经知道大多数晚上睡眠是否充足，是否仍需改善。对大多数人来说，不必深夜入睡前在社交媒体上最后再点一个"喜欢"或"分享"，完全可以等到早上。你想立刻看的那个视频明天还会在那里。

压力

压力管理和睡眠没什么不同。大多数人时不时地感到有点不知所措，但一般来说，你是能轻松地驾驭生活的各种需求，还是感觉自己像一根被百般拉扯得快要断掉的橡皮筋？像睡眠不足一样，慢性压力也会对身体健康产生负面影响。患有自身免疫性疾病的人在压力过大时经常会发作，而我们大多数人在感受到急性压力时，常常会消化不良，表现为恶心、胃灼热、胃部不适。

有关战斗或逃跑反应的激素会提高血糖水平。事实上，这是它们的目的之一。在现代生活中，你很少遇到严重危及生命的情况。但大脑已在进化中形成了固定模式，经常处理的恼人事件都被视为威胁，如令人气愤的交通堵塞、与配偶吵架、紧迫的工作时限。如果处于生死攸关的境地，你要么希望身体充满能量，好让自己留下来为生命而战，要么像玩躲避球那样尽快逃离。这些激烈但快速的行动使用的主要能量是葡萄糖。当然，肌肉可以靠脂肪和酮体来运行，但在紧急情况下，葡萄糖可以更快地提供能量。记住，血液中的葡萄糖不是敌人。像胰岛素一样，你确实需要一些葡萄糖，但需要避免的是血液中经常性的葡萄糖过量。

如果你长期感到压力，血糖水平可能会比原来高一点，虽然不会像你吃甜甜圈、软糖或葡萄果酱那样高，但会比放松时高。压力和放松都在旁观者的眼中。你可能轻而易举地处理了一个会让其他人动弹不得的情况，反之亦然。只有你知道什么对你构成压力，也只有你知道什么能帮助你放松。有些人喜欢瑜伽，而瑜伽可能是其他人的压力来源。喜欢做饭的人躲进厨房，而那些讨厌做饭的人逃离厨房。应对压力的方法没有对错之分。找到合适的方式有助于你重新处理周围的情况或保持冷静，不必担心应对方式与其他人不同。

培养健康的心态

人类健康不能简化为秤上体重、体脂率、千米跑时间或卧推记录。几乎没有人因令人羡慕的腹肌而在历史上占有特殊地位。在追求身体优化的过程中，不要忘记享受生活。健康和健身是达到目的的手段，而不是目的本身。不要以损害你的精神和情感健康为代价来换取体格或运动表现。

完美有时是有代价的。这种代价可能是忽略重要的人际关系，在社交上孤立自己（由于不确定聚会的食物种类或选择锻炼而放弃与朋友交往），甚至是削弱对你来说最重要的关系之一：你与自己的关系。这不是一件小事。感觉良好并且能够追求你喜欢的东西，都要求努力遵循健康的饮食和积极的生活习惯。如果你因为对饮食失误的恐惧、自我强加的训练计划或其他一些常规事物而累瘫，完全可以退后一步。

请不要误解我的意思。在生活中的任何领域追求个人最佳表现都是高尚的，我赞同这种努力。但总体来说，最佳的感觉、外观和表现并不要求彻底持续的完美。过犹不及。努力过头可能会让你与目标背道而驰。尝试对目标保持一种健康的心态，时不时地暂停，思考你是到达了向往的地方还是满足于目前的位置。有时，别人草坪上的草并非更绿；有时，目前的位置就是最好的。

患糖尿病前期的敬业运动员通过先采用生酮饮食再增加碳水摄入量得以重焕生机

稍高的碳水摄入量使我能够继续保持竞争力，比以往更加努力地训练，并且仍然保持良好的健康状况。

竞争性人格和A型人格有其利弊，利与弊似乎总是相互竞争。我有竞争和改善周遭一切事物的动力和决心，但现实并不尽如人意，理想和现实的差距是这些年来我不得不学习和接受的深刻教训。

举个例子：四十二岁时，我在竞技体育、训练和健美方面取得了巨大成功。我努力遵循当时最好的营养建议（执行高碳水、低脂肪饮食超过二十五年）。我看起来很棒，表现也很好，所以我以为将要进行的血液检测会显示出与运动成绩和外貌相匹配的出色健康状况。天哪！现实给我上了第一课——预期与真相差了十万八千里！你可以想象当我得知自己患有糖尿病前期时有多惊讶！我的空腹胰岛素水平很高，血脂状况也糟糕透顶。什么？这怎么会发生在我身上？总之是发生了。我完全惊呆了，下决心要刨根问底。这成了我眼下最紧迫、最痴迷的关注点和使命。

在此期间，我在YouTube（优兔）上看到关于低碳水饮食的诸多好处的视频。起初，我不屑一顾。多年来我一直相信高碳水、低脂肪的饮食才是正确的生活方式，这种教条使我很难接受关于低碳水饮食的说法。对我来说，转折点是非常聪明的医生和研究人员（像埃里克·韦斯特曼博士、斯蒂芬·芬尼博士、彼得·阿提亚博士和杰夫·沃莱克博士这样的人）都说了同样的话。他们不是某种理论的狂热支持者，而是平衡、务实和完全科学地陈述事实，不夸张或耸人听闻，只呈现数据和临床结果。科学令人难以抗拒，我根本不必担心有所损失。

我踏上了自我试验之旅。起初，我尝试埃里克·韦斯特曼博士所说的一种典型的生酮饮食法大约八个月，相当于改变生活饮食法阶段一。我忠实地遵循这一饮食法大约八个月，准备再做一次血液检查，看看这种饮食变化的结果。我相信一定会看到进步，但完全没有预料到进步是如此令人印象深刻。糖化血红蛋白从 5.8% 降至 5.1%，高密度脂蛋白从 1.6mmol/L 升到 2.8mmol/L，甘油三酯从 1.6mmol/L 降到 0.7 mmol/L。

检查结果棒极了。然而，并不是所有方面都同样惊艳。当时，我是一名有竞争力的自行车骑手，作为一名持牌骑手参加比赛已有八年左右。我在训练和赛车方面的表现都远不及采用生酮前的水平。进入前五名并站在领奖台上似乎已经是过去的事了。由于我没有超重，也不再有任何代谢问题，我决定调整碳水的摄入情况。这包括碳水的摄入时机和种类。我花七年进行了许多调整，想找到所谓的甜蜜点。稍高的碳水摄入量保证了我的竞争力，使我能够比以往更加努力地训练，并且前面提到的血液标志物指标也得以保持。我目前的碳水摄入量在训练日是 80~120 克，在不训练的休息日是 30~50 克。我的饮食包括蔬菜、完整的水果，我偶尔会吃大米饭和红薯。我不吃精制糖，一般在一天中晚些时候会减少碳水的摄入量。

我意识到有很多人可以真正从我的故事中获益。我们都是不同的，都有自己的旅途。幸运的是，我的旅程让我能够继续训练和进行高水平比赛。我现在四十九岁了，感觉比以往任何时候都好。

——格伦·F.，南非开普敦

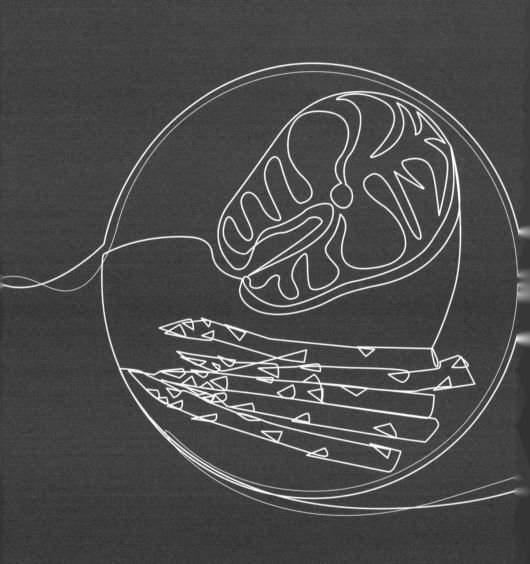

3

现实生活中的改变生活饮食法

第十章

正确的道路

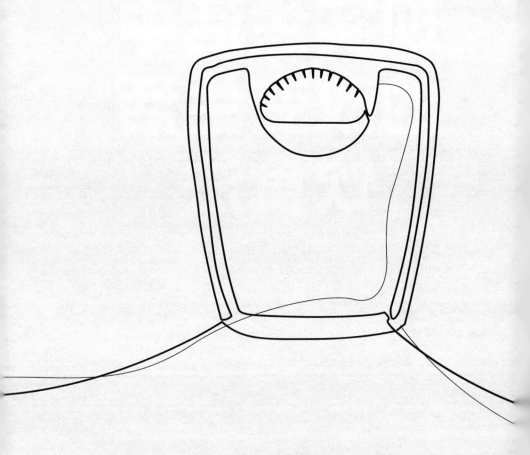

有时，人们会从改变生活饮食法阶段一"毕业"，进入阶段二；或从阶段二"毕业"，进入阶段三，但过一段时间，体重开始反弹或已解决的健康问题卷土重来。如果你也面临这种情况，应该怎么做？

很简单，暂时回到前一阶段。如果你处于阶段二，那么请重温阶段一。如果你处在阶段三，那么请重温阶段二，甚至可以选择从阶段三回到阶段一进行完全重置。如果这样做，你很可能会迅速取得进步，两个星期应该就可以进入阶段二。在阶段二短暂休整，在几周内逐渐增加碳水摄入量，以恢复到阶段三最适合你的碳水量。

无论在哪个阶段出现了状态下滑，都要评估退步的原因。你在不经意间吃了过量的碳水吗？你工作或家庭事务压力大，无暇顾及健康吗？没关系。有时候饮食不是你的首要问题。在此期间尽你所能，尽快把事情理顺。

不必追求完美。人无完人，即便是你在网络上关注的看似完美的饮食名人，也不是完美的。磕磕绊绊没关系。实际上，不仅会有磕绊，你还可能会摔倒，摔倒了要爬起来再向前走。从经验中学习，这样当生活下一次抛给你一个曲线球时，你就可以更有准备地坚持执行计划了。

最重要的是，不要感到内疚或羞愧，不要沉溺于自责。体重反弹或健康问题死灰复燃并不表示你做人失败。事实上，这些都是有帮助的，你可以从中汲取教训。这是可以利用的信息，能帮助你再次整装待发。驾车行驶时陷进坑洞并不好玩，但一旦陷进去了，你就会知道这里有个坑，你今后任何时候行驶在这条路上就会避开这个坑（但我希望你的城市最终能把这个坑修好）。

> **不要为一时的失误感到内疚或羞愧,不要沉溺于自责。体重反弹或健康问题死灰复燃并不表示你做人失败。**

　　在饮食方式上遇到一些磕绊,也是一样。如果有什么东西让你偏离轨道,请从经验中吸取教训,这样下次就能处理得更好。俗话说"生活总有意外",总有各种状况朝你袭来:财务问题、家庭危机、半夜水管爆裂。你需要学习如何度过这些困难时期,而不用碳水疗愈自己。好消息是,用不了多久,你所执行的改变生活饮食法中合适的阶段就会成为第二本性,你甚至不必过多思考就能自然地遵循它。你无须考虑在餐厅点什么,也无须考虑如何应对一顿圣诞节晚餐或工作午餐。

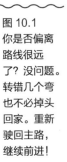

图 10.1
你是否偏离路线很远了? 没问题。转错几个弯也不必掉头回家。重新驶回主路,继续前进!

一旦你习惯了新的饮食方式，就总能找到各种办法来执行计划。如果你选择不按计划进行，那也是有意为之。如果你积极主动地时刻准备着，就永远不会陷入没有合适的食物可吃的境况。你可以在手提包、公文包中放些低糖牛肉干，在车后备厢中放一袋猪肉皮，或在办公桌抽屉里放一些海鲜罐头（请参阅第十三章，了解外出就餐和边走边吃的建议）。记住，如果你发现没有任何（一种都没有）适合你的食物可吃，完全可以少吃一餐，"吃"自己的身体脂肪，反正现在身体已经适应了依靠体脂运行。

如果我真的"失足"了，怎么办？

你需要确定什么是"失足"。偶尔吃一顿计划外的饭，和偏离路线十万八千里以致最终来到另一个国家，区别大得很。让我从第一个场景开始讲。

人们对计划外的餐食有不同的称呼。有人称之为欺骗餐，也有人称之为奖励餐。不管你怎么称呼，都是故意吃一些你明知不是最佳选择的东西。我不喜欢这些名称。这不是欺骗，因为本没有规则手册或法律规定必须吃哪些食物。如果所吃的食物让你超重或不适，那么吃计划外的食物并不是什么奖励。你唯一欺骗的是自己，这可不是什么享受。

> 欺骗餐？奖励餐？如果所吃的食物让你超重或不适，那么吃计划外的食物并不是什么奖励。你唯一欺骗的是自己，这可不是什么享受。

计划外进食有不同的理由。在选择计划外的食物时，没有哪个理由更合理。因为这只是一个选择。如果你有意识地决定摄入一些你明知有负面影响的东西，就要为此负责。你要承认你是一个自主的成人，这意味着只有你能决定自己吃什么。

早些时候，我用了"偶尔"这个词。如果你选择吃一顿计划外的饭菜，那么务必偶尔为之——间隔很久才吃一次。你可能会发现每隔几个月吃一次某种食物是完全值得的，纵情享受它时也远没有记忆中那么好吃。这次经历可能令人失望，却也解放了你：你不想再吃那种食物了。如果你选择在假期不按计划用餐，请尽情享用，然后第二天立即回归计划。不要让假日变成"假周"或"假月"。

我建议偶尔或短期进行计划外进食，因为这与定期偏离碳水阈值的效果是不同的。真的，最好完全不要计划外进食，但我承认你是人类，某些时候你很有可能会吃一些改变生活饮食法清单之外的食物。

偶尔吃一顿高碳水零食或餐食不会消除你在数周、数月或数年内严格遵循低碳水饮食所取得的成果，正如按照阶段一或阶段二吃一餐无法改变长久以来的高血糖或高胰岛素。如果你已经进行了一段时间低碳水饮食或生酮饮食，一顿高碳水餐食不会抵消你之前为身体做的好事，就像一顿有营养的低碳水餐食无法抵消几十年的胰岛素抵抗或高血糖一样。然而，这并不意味着你可以一直沉溺于高碳水食物，而是表示偶尔计划外进食时也不必惊慌。

生酮与脂肪适应

如果你遵循阶段一并测量酮体水平，不要因为吃了一顿高碳水餐食，就担心被"踢出"酮症状态。营养性酮症状态与脂肪适应状态不是一回事，脂肪适应就是将脂肪当作新陈代谢的主要燃料，这样你就不再依赖全天多份含碳水的膳食和零食。你怎么知道自己是否处于脂肪适应状态呢？如果你已经执行了一段时间阶段一或阶段二，你很可能已经达到了脂肪适应状态。以下线索说明你的身体已经适应了依靠脂肪运行：精力稳定、思维清晰，几小时不进食也不会渴望糖，或感觉发抖、头晕、烦躁。

> **一顿高碳水餐食不会抵消你之前为身体做的好事。然而，这并不意味着你可以一直沉溺于高碳水食物，而是表示偶尔计划外进食时也不必惊慌。**

酮症是一种稍纵即逝的状态。它很容易消失，对大多数人来说，只要所吃的碳水略多于个人阈值就可能导致酮症消失。但是，如果你已经在相当长的时间里执行极低碳水饮食或生酮饮食，那么你的新陈代谢已经适应了依靠脂肪运行，偶尔摄入略多碳水不会立即改变这种适应状态。你只是没有产生酮体，这并不意味着你不再处于脂肪适应状态。脂肪适应状态比酮症状态更坚挺，不那么容易被抵消（但脂肪适应状态也是可能被抵消的！稍后详述）。

如果你已经遵循了一段时间阶段一或阶段二碳水限额的低端，那么一顿高碳水餐食会暂时阻止身体产生酮体。但是，"暂时"是一个相对的概念。一旦身体将葡萄糖用光，有些人会在短短几个小时内恢复酮症。然而，身体特别顽固的那些人可能需要几天时间才能再次产生酮体。

如果你不需要酮症也能达到最佳状态，偶尔吃高碳水餐食可能没问题。事实上，如果遵循阶段三，高碳水餐食可能是你生活中的常规部分。但如果你确实需要酮症才能体验最佳的身体、精神和认知功能，那么偏离个人碳水阈值对你没有任何好处。事实上，这样做会使你退步。偏离计划越频繁，就离目的地越远，到达目的地所需的时间就越长。

如果极其偶尔吃了高碳水餐食，第二天不要称体重，就当帮心理健康一个忙。你会因为担心增重而把自己逼疯的，实际上多余的体重只是水分。马上回归计划，那增加的水分就会消失。不过，如果秤上突然增大的数字会吓到你，并使你减少高碳水日，那么上秤可能不是个坏主意。了解自己，做对自己最有利的事情。

> ❝ 如果极其偶尔吃了高碳水餐食，第二天不要称体重，就当帮心理健康一个忙。你会因为担心增重而把自己逼疯的，实际上多余的体重只是水分。马上回归计划，那增加的水分就会消失。❞

我说过脂肪适应状态有可能被抵消，现在让我来谈谈这一点。偶尔摄入高碳水餐食会使酮症被搁置，但不会消除身体数月或数年来已经适应的依靠脂肪运行的状态。然而，当高碳水餐食已成为生活中的常规部分，你就会脱离脂肪适应状态，让自己驶上体重反弹、已缓解的健康问题卷土重来的快车道。

如果出现了体重反弹，或注意到健康问题卷土重来的迹象，就要迅速控制住自己，并重新回归计划。如果你注意到体重在攀升，在刚刚反弹了几千克时扭转局面，要比反弹了几十千克时容易得多。注意到血糖上升了吗？在糖化血红蛋白爬升到 6.5% 时，要比激增到 11% 时更容易消灭问题。不管发生什么事，都不要让自己感到羞耻和自我厌恶。吸取宝贵的教训，倾听身体的信号，并抱着更坚定的信念前进，坚持做对你最有利的事情。

碳水成瘾

要谈论饮食偏离轨道这一话题，就不得不提到一个重要的但也许令人不舒服的问题。碳水成瘾是真实存在的。一般食物成瘾是真实存在的，但如果你有食物成瘾的问题，最有可能使你失控的就是含碳水的食物，我不是说蔬菜。即使那些不沉迷于碳水的人，也可能独自干掉一袋饼干或"家庭装"薯片。食物成瘾的人会狂吃任何能找到的食物，但碳水型食物往往是最常见的诱因。

那么，当你绝对必须满足一种渴望时，会怎么做呢？有几种不同的处理方法，只有你自己知道哪一种最适合你，而最适合你的方法可能会随情况而改变。

最重要的是了解自己。如果你可以偶尔吃一顿计划外的饭菜或甜点，那么要马上回归更可控的碳水摄入量，这种方法可能对你有效。正如我前面提到的，你吃计划外的餐食越频繁，得到理想结果所需的时间就越长。然而，如果这些偶尔的计划外饮食有助于你长期坚持改变生活饮食法，进展缓慢可能是你将做出的权衡。不过，如果一顿计划外的餐食或零食像滚雪球一样，并最终导致全面雪崩，你还是最好尽量避免陷入这种境地。

再说一遍：了解自己，不要自欺欺人。有些食物你还是最好戒除，还有些食物你可以偶尔吃但不能失控，要视情况而定。虽然最好不要过度摄入任何食物，但如果旧习惯或困难情绪占了上风，而且你很想用食物抚慰自己，那么从代谢上讲，多吃低碳水食物好过多吃高糖或高淀粉食物。

当恶魔在耳朵里叫喊，而你无法让它们安静下来时，就用奶酪、猪肉皮、煮鸡蛋、萨拉米香肠、烤牛肉和零碳水或接近零碳水的食物来填满肚子吧。不要担心食物分量，即使你吃的奶酪超出了所遵循的饮食阶段的限额也没关系。即使这意味着在阶段一吃坚果、无糖巧克力、味道像肉桂卷或生日蛋糕的低碳水蛋白棒——即使这种蛋白棒含有较多纤维和糖醇，也都没关系。即使尽可能坚持食物清单意味着过度摄入某些食物，你也应这样度过艰难时刻。与其吃掉大量会破坏血糖和胰岛素的食物，不如吃掉大量上述食物。

> **了解自己，不要自欺欺人。**
> **有些食物你还是最好戒除，**
> **还有些食物你可以偶尔吃但不能失控。**

　　我必须指明，这个建议不适合日常生活。这是在实在无法坚持计划的极少数情况下，将食物对代谢的负面影响最小化的方法。我还要强调，在遵循改变生活饮食法阶段一和阶段二时，这种情况发生得较少。除非尝试过，否则你很难将这种体验概念化。就像生孩子或从飞机上跳下来一样，都是尝试后才能真正理解那种感觉的。别人可以向你解释，你甚至可以观看其他人这样做的视频，但除非亲身经历，否则几乎不可能理解，特别是当它与你过去的任何经历都截然不同的时候。对许多人来说，食物和食欲都是如此。如果大部分时间关于食物的念头都萦绕在脑海中，就像不断低音量播放的白噪声，当它们停止时你会惊讶于你的感觉。我不能斩钉截铁地说这将发生在你身上，但它确实已经发生在我成千上万的患者身上。

　　生理、心理和情感上的食物成瘾是严重的问题，这就是为什么有一个人与你一同执行计划很重要。最好你们从饮食法的同一阶段起步，但即使他们从另一个阶段开始，仍是你道德支持、鼓励和理解的源泉。无论人们是否在执行改变生活饮食法，都可以提供这些东西，但直系亲属或朋友中有一个人确切地了解你正在经历什么，可以帮助你在忍不住偏离轨道时坚定地执行计划。你也可以进入在线论坛和社区，从多年遵循低碳水生活方式的老手那里得到支持和信息。参加一次改变生活饮食法的活动是和现实生活中与你遵循同样饮食方式的人们联结的好方法。

　　请记住，当你很难坚持这条笔直狭窄的道路时，你认识的人可能也有这种情况，他们本可以大大受益于改变生活饮食法，却感到害怕。以身作则是激发他人兴趣的最佳方式。最佳感觉和外表最具说服力，当你按计划进行时，你就在向其他人证明他们也能做到。

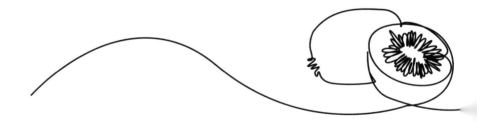

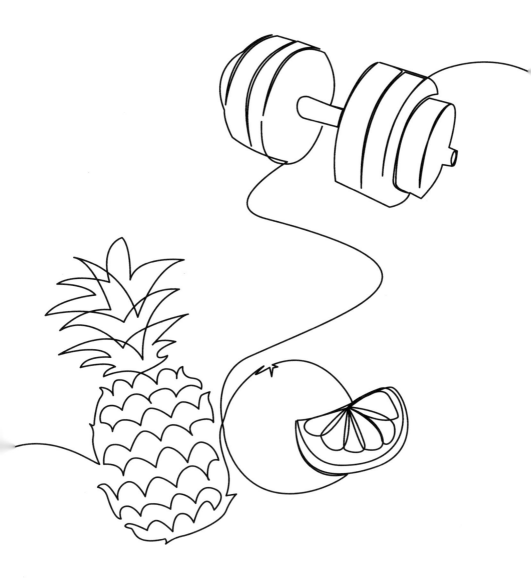

从类风湿关节炎、关节置换、活动受限到低碳水饮食和健康幸福

我发现低碳水、高健康脂肪的饮食方法令人非常愉快、心满意足。

2002年，我三十岁，先被诊断为反应性关节炎，后又被诊断为类风湿关节炎。当时我住在德国，身体很快就衰弱不堪，C反应蛋白很高（C反应蛋白是一种判断炎症的指标），超过30mg/L（C反应蛋白小于1mg/L表示炎症水平非常低，心血管风险很低；1~2.9mg/L表示中级风险；3.0mg/L以上表示炎症水平高）。我浑身疼痛，只能挣扎着走路和进行日常生活。我服用三种不同的药物，但出现了严重的副作用。即便服药，我的类风湿关节炎也仍然迅速恶化。2011—2013年，我总共进行了四次全关节置换（双侧膝关节和髋关节）。

在此期间，我试图通过服用补充剂和遍访理疗师、功能医学从业者、风湿病学家来应对病情。我对病情不见起色以及医学界对类风湿关节炎缺乏了解的情况越来越不满。

我尝试了各种饮食方式，如素食、严格素食、生食、低凝集素饮食等，最终确定了地中海饮食，似乎这种饮食法与长期健康的相关性最有据可循，据说它还有抗炎作用。我主要吃新鲜熟食——鱼、鸡、全谷物、豆类、水果、蔬菜和极少量红肉，我的状况有所改善，C反应蛋白下降到19mg/L。但我仍然浑身疼痛，关节僵硬并逐渐被破坏。随着时间的推移，我的手指开始出现严重的畸形，我与足部、踝关节、手关节和肩关节的功能丧失搏斗着。

2016年，我和丈夫移居美国两年。在此期间，我开始关注几位美国健康专家，他们碰巧专攻低碳水和生酮饮食。我了解到，这种饮食方式不仅有利于减肥，而且具有抗炎作用，并显示出一些缓解自身免疫性疾病的证据。这鼓励我自行研究并在2017年3月开始生酮饮食。

在丈夫（他是个充满激情的家庭厨师）的全力支持下，我抛弃了碳水，尝试这种新的饮食方式。三个星期内，我注意到各种情况的显著改善：关节僵硬减轻——特别是在早晨和晚上，疲劳减少，抑郁减轻，注意力和思维清晰度提高。仅仅六个星期的严格生酮饮食后，一次血液检测显示，C反应蛋白已经从19mg/L下降到7.6mg/L。三个月后的另一次血液检测显示，C反应蛋白进一步下降到4.6mg/L。两年后，我已

经能将止痛药和抗炎药减量，每天只服用一片布洛芬。

我不再遵循严格的生酮饮食，但用低碳水、高健康脂肪的饮食方式来管理病情，效果很好。我的体重稳定，皮肤和头发看起来都很棒，最重要的是，我的疼痛、关节僵硬和病情活跃程度都保持在低水平。虽然现在不能说完全没有疾病，但打从生病以来我从未感觉这么棒过，而且情况还在继续逐步改善。

我不计算任何宏量营养素或热量。我发现低碳水、高健康脂肪的饮食方法令人非常愉快、心满意足，所以不会吃过量。我从不感到饿，血糖水平通常很稳定。我在工作中也更加专注和高产，这是额外的奖励。

我大量吃的食物包括：动物蛋白，如红肉、鸡肉和鱼（如果可能，尽量选用草食动物或有机食材），低碳水蔬菜（基本是绿色蔬菜），有机全脂黄油，山羊或绵羊奶酪，酥油，中链甘油三酯油，油梨，家常鸡肉汤或牛肉汤（骨汤），90%的黑巧克力。

我偶尔吃的食物包括：低碳水面包（我在网上订购混合装面包）、自制曲奇（用黄油、杏仁粉、椰子和赤藓糖醇制成）、混合坚果、根茎类蔬菜。

我将其作为特殊奖励吃的食物包括（也许每月一次）：比萨、寿司（大米饭做的）或羊角面包。

我的饮品包括：加入全脂奶油的咖啡和红茶，绿茶、草药茶和大量的水。极其偶尔，我会喝一杯搭配新鲜柠檬的威士忌苏打或干红葡萄酒、普罗塞克葡萄酒。

——桑德拉·W.，英国伦敦

第十一章

常见问题

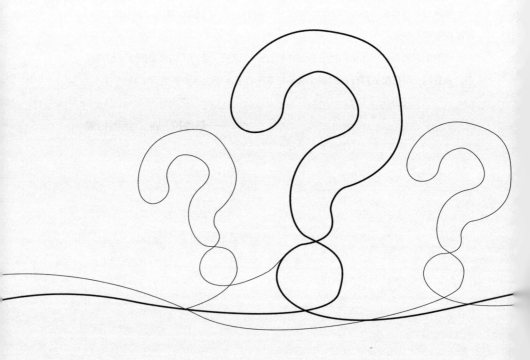

本章回答了我的患者在执行改变生活饮食法的过程中最常提出的问题。它可能无法囊括你想知道的所有问题，只是帮助你开始采用这种饮食法并获得理想结果。在改变生活饮食法YouTube频道的视频中，可以找到对进阶问题的回答和对更复杂问题的讨论。

怎样读营养成分标签？

既然你知道需要关注总碳水，那么如何计算食物中的总碳水含量？在查看食品包装上的标签时，需要注意两件事：总碳水和食用分量。由于改变生活饮食法不减去纤维和糖醇，你不需要担心那些数字，也不需要计算总糖分、添加糖或百分比，总碳水这一栏后面标注的克数就是一份食物中的总碳水含量。接下来，请查看标签顶部列出的食用分量。由于总碳水含量是依分量而定的，请注意你通常会摄入多少份，以便决定这种食物是否适合你所遵循的改变生活饮食法的阶段。如果你通常会吃掉五六份食物，即使每份只含一两克碳水，你摄入的总碳水也可能多达十二克。要避免这样做，以免一不小心破坏了自己的成果。

营养成分

每个包装含 6 份
每份 1 杯　　　　　　　　　　　（230 克）

每份的含量

热量　　　　　　　　　　　　**250**

　　　　　　　　　　　　% 每日营养价值

总脂肪 12 克	14%
饱和脂肪 2 克	10%
反式脂肪 0 克	
胆固醇 8 毫克	3%
钠 210 毫克	9%
总碳水 34 克	12%
膳食纤维 7 克	25%
总糖量 5 克	
添加糖 4 克	8%
蛋白质 11 克	
维生素 4 微克	20%
钙 210 毫克	16%
铁 4 毫克	22%
钾 380 毫克	8%

每日营养价值告诉你每份食物所含的每一种营养成分对每日饮食的贡献。一般的营养建议是每天摄入 2 000 卡路里。

表 11.1

美国食物包装上的标签。（其他国家的标签所提供的信息可能不同。）最重要的指标是总碳水，这也是采用改变生活饮食法时需要计算的。

图片来源：maradaisy/Shutterstock.com

在美国，食品标签上显示的是实际的总碳水量，但其他国家的标签可能不同。在欧洲和世界其他地区，总碳水是指"总糖化碳水"，这可不是真正的总碳水。在这些标签上，纤维已被减去。在这些情况下，你需要将纤维含量加上总糖化碳水含量，以获得每份食物的实际总碳水含量。还要注意，有时标准的食用分量是 100 克。你通常的摄入量可能大于或小于此，这意味着你摄入的总碳水量可能更高或更低。

糖出现在食品标签上，并不意味着这种食物一定不能吃，你可能对此感到惊讶。蜂蜜和糖蜜等含热量的甜味剂也是如此。我在第七章提到，熏肉和香肠等不限量的食物可能是用糖腌制的，但成品中的剩余糖量接近零，因此不必担心。如果希望绝对安全，可以找不用糖腌制的产品。确实有这种产品，但可能很难找到。如果摄入了大量这种食物，但没有超过碳水阈值（通过计算总碳水得到），只是很难减重，那就需要考虑减少摄入这些食物，转向更可靠的无糖食物：牛肉、羊肉、未经腌制的猪肉、鸡蛋、未调味的鸡肉等。

需要注意的是，在美国，如果每份产品的碳水总量小于 0.5 克，有关标签的法律允许食品制造商声称每份产品的碳水为 0。我在第八章提到，不需要为了不到 1 克的碳水过度紧张，但如果你认为自己忠实地执行了计划，而结果不及预期，就要记住碳水量是按食用分量计算的。所以，如果你每天摄入多份食物，碳水累加起来就可能阻碍你的进步。

对于没有营养成分表的食物，要坚持执行食物清单，例如从超市的农产品区域或农贸市场买来的新鲜花椰菜或西葫芦，你可以在网上搜索或猜测碳水含量。如果遵循改变生活饮食法，就不需要计算碳水。这就是保持简单的意义所在。

素食者可以执行改变生活饮食法吗？

可以。主要问题是控制碳水的摄入和避免糖。无论遵循阶段一、阶段二还是阶段三，这些都是关键原则。如果选择避免食用动物肉，那就吃大量的鸡蛋和高蛋白乳制品，如农家奶酪和希腊酸奶。如果对鸡蛋或乳制品过敏，那就考虑补充素食友好型蛋白粉，如豌豆蛋白粉。你可以轻松找到植物脂肪来源：坚果、种子、油梨、油梨油、椰子、橄榄油等。

儿童可以遵循改变生活饮食法吗？

可以。这个计划的核心只是食物，而且是真正的食物——动物肉、禽肉、海鲜、乳制品、鸡蛋、蔬菜、坚果、种子，代谢健康的人群还可以吃适量的水果和淀粉。不存在糖分缺乏这回事，包括儿童在内的任何人都不会由于停止吃糖而导致健康受损。改变生活饮食法的所有阶段能够为儿童提供健康所需的所有营养。

如果我的宗教信仰禁止食用某些食物，那么我可以遵循改变生活饮食法吗？

可以。这个计划完全是可定制的。如果你吃犹太洁食，遵守伊斯兰教法，或遵循基于其他文化、宗教的饮食指南，就只需摄入你所遵循的饮食阶段中适合你的食物。食物清单不是你必须食用的，而是你可以食用的。你可以自由地从这些食物中选择你喜欢并适合你的。

如果我没有胆囊，可以遵循阶段一或阶段二吗？

可以！你可能听说过，如果切除了胆囊，就需要遵循低脂肪饮食。胆囊释放的胆汁是有助于分解脂肪的化合物，这样身体就可以更好地消化脂肪。首先要知道，即使没有胆囊，身体仍然在制造胆汁，胆囊只是存储囊，实际上产生胆汁的是肝脏。其次要知道，改变生活饮食法阶段一和阶段二不一定是高脂肪饮食。这两个阶段的基础不是保持高脂肪，而是保持低碳水。这就是说，在阶段一或阶段二，你摄入的脂肪可能多于过去习惯的量。如果切除了胆囊，或者有胆结石病史，就不要在起始阶段摄入大量脂肪，而是逐渐增加脂肪摄入量。便溏、油性大便或胃部不适可能是一次性摄入过多脂肪的迹象。请咨询知识渊博的医生或健康教练，他们可以帮助你定制饮食和脂肪摄入量，以便你更好地适应当前情况。

高脂肪饮食不会导致胆结石。胆结石是长期低脂肪饮食的结果。胆囊需要脂肪，因为膳食脂肪是刺激胆囊收缩和释放胆汁的。饮食中没有足够的脂肪时，胆汁会积聚并滞留在胆囊中，最终形成结石。当你开始吃更多的脂肪时，胆囊自然、正常的收缩将使结石脱落并堵塞胆管，引发胆囊病。胆结石形成的原因并不是摄入过多脂肪，而是缺乏脂肪。

有痛风可以遵循改变生活饮食法吗？

可以。如果你有痛风，你可能想知道是否可以安全地摄入更多蛋白质，特别是红肉和海鲜。改变生活饮食法的三个阶段都允许你吃尽可能多的红肉和海鲜，直到你饱足。我在第三章解释过，痛风的根本原因不是吃红肉或贝类，而是长期高胰岛素导致尿酸在体内积聚。改变生活饮食法会使胰岛素水平大幅降低，特别是在阶段一和阶段二，身体将能够更好地排出尿酸，使之不会在关节处积累和形成晶体，而晶体才是痛风发作引起疼痛和炎症的原因。

不过，请注意，如果从阶段一或阶段二起步，并且迅速地减少碳水的摄入量，即一夜之间从通常的饮食方式转向极低碳水饮食，那么在过渡的头几周或头几个月你可能会经历痛风发作，原因是尿酸与酮体竞相从身体排出。当你突然开始产生酮体时，身体可能会优先排出酮体，而留下尿酸。随着时间的推移，身体系统会达到平衡，大多数采用低碳水或生酮饮食的痛风患者发现，他们的痛风发作最终会减少。有些人即使吃的红肉比以前更多，也完全不再发作。

如果你正在服用治疗痛风的药物，采用改变生活饮食法后请继续服用。待身体适应了新的饮食方式，再在医生的指导下调整剂量或考虑完全停药。如果担心突然减少碳水摄入量会导致负面影响和痛风发作，可以缓慢进入这种饮食方式，并逐渐减少碳水。例如，第一周从饮食中去掉水果，但像平常一样吃其他碳水（面包、土豆、大米、豆类等）；第二或第三周去掉所有面包；第四或第五周去掉意大利面；之后去掉豆类和大米。一点一点减少碳水摄入量，最后达到适合自己的量（可能是阶段一或阶段二的量）。通过这种渐进的过渡，你可以达到目标，同时不太可能引起痛风发作。

那锻炼呢?

我在第一部分提到过,运动有许多好处,但降低体脂不是其中之一。你可能已经有规律地锻炼多年,但仍然肥胖或有严重的健康问题。这并不意味着运动没用,只说明它不是那么有效的减脂工具。我要重申在第七章所说的话,我的一些患者由于坐轮椅或者其他残疾而不能锻炼,改变生活饮食法对他们和其他人一样有效。由于行动不便而无法锻炼,并不是这种饮食方式取得成功的障碍。如果你有严重的肥胖,行动能力受到体重、关节疼痛或精力不济的限制(苗条的人也可能受到精力不济的影响),你可能会发现不做任何运动也能大幅减重,而且运动的能力和意愿都会相应地增加。限制碳水摄入总量带来的激素效应,使身体更容易释放多余的脂肪,这是胰岛素水平持续下降的结果,你并不需要锻炼。

运动有助于改善心理健康状况、心肺功能和耐力,增强力量,提高行动能力。这些都是让锻炼成为生活一部分的极好理由。然而,饮食比锻炼对体重的影响大得多。你锻炼是因为你喜欢它并且它让你感觉很好,而不是因为它可以快速减脂。请不要用运动来惩罚自己。如果你偏离碳水阈值,那就从经验中吸取教训,马上回归计划。碳水摄入稍微过量不是需要弥补的罪过。

我需要服用补充剂吗?

不需要。如果摄入足量富含蛋白质和脂肪的食物,并坚持改变生活饮食法，就不需要补充剂。如果你想绝对保证营养需求得到满足，可以服用多种维生素。但我的大多数患者不服用补充剂，他们只要遵循计划就能减重，并显著改善健康状况。如果你是育龄女性，或医生让你服用铁元素，就服用含铁元素的复合维生素；否则，就服用不含铁元素的复合维生素。如果你担心可能缺乏某些维生素或矿物质，请咨询医生或营养师，他们可以帮你确定是否存在这种情况，并在必要时为你提供有关补充剂的个性化建议。

我需要断食吗？

不需要。你不需要故意限制食物摄入的分量或时机。然而，许多人发现，由于血糖和胰岛素水平全天都没有剧烈起伏，食欲因此得以控制。在饿的时候吃，但你可能会发现自己没有那么饿，或者不像采用高碳水饮食那样经常感到饥饿。如果这意味着你一天只吃一两顿饭，感觉良好，并且对自己的进步感到满意，就没关系。

各种断食方法——间歇性断食、延长断食、限时进食——在关心整体健康状况的人群中非常流行，并且在控制碳水的人群中也人气很旺。根据过去那些低碳水饮食方式的信息来源（如果你曾经尝试寻找这些信息），你甚至可能认为断食是必要的。但事实并非如此。人们减少碳水已经超过一百年，断食不是成功所必需的。有些人发现，每天在特定时间段（例如上午十点至晚上六点之间）摄入全部食物，而在该时间段之外，除了水、咖啡或茶不摄入其他任何食物，会提升思维清晰度、精力水平、食欲调节能力。你可以自由尝试，但要明白断食不是必要的，不断食并没有错。

话虽如此，请记住"每天需要吃三餐"的概念完全是人造的。人类生理学中没有任何迹象表明人们必须吃早餐、午餐和晚餐，以及多次餐间零食。无论你在学校和工作场所熟悉的模式是什么，实际上没有所谓的早餐时间、午餐时间或晚餐时间。饿了就吃，不饿就别吃。跟随胃口，而不是时钟。

> 实际上没有所谓的早餐时间、午餐时间或晚餐时间。饿了就吃，不饿就别吃。跟随胃口，而不是时钟。

不要强迫自己挨饿，但也不要强迫自己吃东西。如果到了家里的用餐时间，但你并不饿，请与家人坐在一起，享受他们的陪伴和交谈。如果愿意，你可以喝咖啡、茶或其他无热量饮料。你不必仅仅因为周围人在吃东西而一定要吃。如果这会让他们感到不舒服，那么他们需要探索和理解自己的感觉：为什么一个成人吃不吃东西会使他们产生情感反应？（我很想说这是他们的问题而不是你的，但那有点苛刻。好吧，我还是说了！）你正走在通往更优健康的旅途上，而更好的身体、精神、认知健康会使周围人受益。你的家人、朋友和同事将是你状态改善的受益者，你可以礼貌和委婉地向他们解释这一点，这样他们就能理解为什么你可能不会每一餐都与他们一起吃。

家人或朋友不支持我，怎么办？

啊！这是一个很常见的问题。当亲近的人在生活中做出改变时，人们就会非常激动。一份新工作、一个新恋人、一种新饮食——任何可能改变现状和关系动态的东西都会让人感到不舒服。这是可以理解的。这是人性，没有人能幸免。如果你以前经常和一群朋友约会，而现在不再加入他们，或者虽然去了但吃的和过去很不一样，那么他们可能会感到不舒服。当一个人做出重大改变，尤其这种改变可能让其显著减重时，其配偶或另一半可能会感到特别受威胁。

当你改变饮食方式时，你有各种方法来处理人际关系。如果朋友和家人都支持，太好了。这是应有的状况。爱你的人应该鼓励你，为你或大或小的胜利庆祝，特别是当他们参与了你为改善健康所做的努力时。记住，即使没有家人试图减重或解决健康问题，家人也可以和你一起执行改变生活饮食法。即使他们不加入你，你也希望他们能为你鼓劲而不是让你泄劲。

不过，这是理想的情况。更可能的是，你生命中的某个人或者几个人看到你身上的潜在变化时，会因感到威胁而有意无意地试图破坏你的节奏。破坏往往以硬塞食物的形式出现。"哦，你可以只尝尝味道。""你不打算吃甜点吗？我做了你最喜欢的！"破坏也会以制造机会的形式出现：为你提供明知你无法抗拒的食物，或者在家里存些明知你无法忍住不吃的美味。它甚至可以呈现为被动攻击——故意在你面前吃你最喜欢的高碳水食物。

食物之所以会触发人们强烈的感情，通常是因为你周围那些没有做出改变的人可能觉得你在评判他们，而你的另一半可能担心当你的体格或健康状况发生重大变化时，他对你来说就"不够优秀"。要知道这些感觉与你无关，只与表达这些感觉的人有关。他们无论是恐惧、不安，还是担心当你有了实质性的转变时，不知如何融入你的生活，他们都不是真的想破坏你的计划，只是害怕。他们甚至无法认识到恐惧才是问题所在，但你知道，你可以机智和优雅地处理这些关系。

如果你身边的人对你正在做出的改变表达了负面情绪，你可以考虑礼貌而冷静地谈论这些感受，让他们知道你理解他们的观点，但要表明你做出这些改变是因为你想过上更好的生活。如果肥胖或某个严重的健康问题正在损害你的生活质量，那么解决这些问题只会使你成为更好的朋友、父母、配偶、兄弟姐妹或同事。坦率而诚实地与他们分享健康或体重对你身心的影响，可以给他们提供一个分享的机会。也许他们明知自己的生活被类似的问题限制，但缺乏诚实面对的安全感。开诚布公的交谈对双方都有裨益。

饮食是我们文化的重要组成部分。让朋友和家人明白，你仍然可以和他们约会，只是你的点菜方式会与过去不同。盘子里的食物虽然变了，但你还是相同的你，有着相同的幽默感和亲密感，并且会一如既往地跟大家好好沟通和交往。如果你是家里负责做饭的主力，那也没多大不同：你还是会为全家准备餐食，只是要避免摄入淀粉。如果你生命中的人仍然想干扰你实现目标，你也许该重新评估这些关系的价值了。当然，重新评估你与直系亲属以外的人的关系更容易。不过，即使对于亲属，你也可以采取坚定而委婉的立场。只有你生活在自己的身体中，也只有你能够决定自己吃什么。

请记住，说教最容易让人对这种饮食方式反感。不要成为"那种人"——吃一丁点食物也要评论碳水含量。不要引起别人对你所吃的食物的注意，不要拿碳水摄入量的事情来教导周围人。你不希望别人评判你或你的低碳水饮食；同样，即使明知限制碳水对他们的肥胖或健康问题有好处，也要尊重别人的食物选择。以身作则，坚持计划，展现自己的最佳外表和感受。当人们注意到你有如此大的改观时，他们会主动问你采取了什么措施。

可以吃人工甜味剂吗？

可以。在理想世界中，你会完全打破对甜食的需求，但这是一个很高的要求。如果你患有肥胖、糖尿病、代谢综合征或其他心血管疾病，对你来说人工甜味剂比普通糖、蜂蜜、糖蜜、龙舌兰糖浆和枫糖浆等其他高热量甜味剂问题更小。在我帮助人们减重和扭转慢性病的二十年中，我见过成千上万的患者使用人工甜味剂，并且不会对健康或体重造成不利影响。如果你不需要任何甜食就能遵循改变生活饮食法，那很棒。但如果你不能，那么使用人工甜味剂有助于长期坚持生酮或低糖饮食。你想要的是：可以终身坚持，而不只是为了在下次假期或在同学聚会、其他活动上展现最佳外表和状态。为了所爱的人和自己，每天都要展现最佳外表和状态。

糖醇和其他低碳水或无碳水甜味剂也是允许的，如赤藓糖醇、木糖醇、甜叶菊、阿洛酮糖和罗汉果。但请记住，改变生活饮食法不减去糖醇，所以要阅读食品成分标签，将糖醇计入当天的碳水摄入总量。

天然甜味剂呢？

要避免使用。枫糖浆、糖蜜、蜂蜜和龙舌兰糖浆被认为是天然甜味剂。它们虽然含有少量营养物质，但仍然只是糖的浓缩来源。如果你有肥胖或高血糖、高胰岛素导致的疾病，那么这些甜味剂提供的大量糖掩盖了其微量营养素。你可以从其他食物中获得更多这种营养素，同时避免对血糖带来不利影响。如果你代谢健康，而且不想使用人工甜味剂，可以在饮食中加入少量天然甜味剂。

我是个女人。为什么我的丈夫、兄弟、父亲、儿子、男同事或生活中的其他男性比我减重快？

有这样一个笑话很流行："你听说过那个采用生酮饮食的女人吗？她丈夫减掉了十千克！"你听了以后可以咯咯笑，但也要承认你笑是因为它说的是真的。可能是由于激素，也可能是由于男性通常比女性肌肉发达，无论是什么原因，即使男性没有严格控制饮食，也往往比女性减重快。这一令人遗憾的现象是专攻低碳水饮食的医生和营养学家都知道的。这不公平，但也无计可施，所以女人要对自己有耐心，坚持到底，最终会取得好的成效，只是比男性慢些。

我的食物必须是有机、草饲和野生的吗？

不需要。这种高品质的食物可能非常昂贵，许多人无法企及。如果你能买到这种食物，而且愿意支持这种农业，那么完全可以。"用钞票投票"发出了一个强有力的经济信息，表明你重视这种农业实践和食物生产方法，你有能力支持当地农民的话，就太好了。但资金有限绝不是这种饮食方式获得成功的障碍。改变生活饮食法所有阶段的代谢效果，取决于你对碳水摄入量的控制。只要你的碳水摄入量不超过自己的耐受性，那么在哪里购买食物以及食物是否按常规生产都不重要。使用在当地超市或农贸市场购买的常规食品，也完全可以取得好的效果。

我为什么会严重脱发呢？

如果你希望大幅减重，并执行了一段时间阶段一，那你可能会注意到减重后出现了严重脱发。对于留长发的女性来说，这一点更为明显，但留短发的男性和女性也可能注意到这一点。每天看到成团的头发脱落可能令人震惊，但把它当作一个好兆头吧，这说明你正在迅速减重！

这种压力引起的脱发有一个医学术语：休止期脱发。除了脱发，你可能没有感觉到其他压力，你的实际感觉可能很好，但这种饮食的急剧变化及其引起的快速减脂效果对身体来说是一种压力。这并不是改变生活饮食法阶段一或任何生酮、低碳水饮食独有的。任何时候身体经历了有压力的情况，都可能发生脱发。在创伤、分娩或手术后以及更年期激素突然变化时，也会发生这种情况。迅速大幅减重的任何饮食方式，无论是否低碳水，都可能导致休止期脱发。

重要的是，你要知道头发会长回来！耐心让身体调整适应。几个月后，头发会长回来，许多人表示新长的头发比以前更浓密健康。头发脱落远比头发重生更容易引起注意，因为头皮上新冒出来的细小头发很难被发现。要知道脱发是正常的，并相信不久后头发会重新变得茂密。

从肥胖、肝功能衰竭、2 型糖尿病和精神崩溃到不再服药和重获生机

我不再绝望，燃起了新的希望。

我们都是独一无二的个体，对我有效的东西不一定适合你。我只能把我的故事讲出来，希望对其他人有所帮助。

我采用低碳水或生酮饮食的原因与大多数人不同。虽然我大部分时间都很肥胖，但我在选择生酮之前已经减掉了 72 千克。我最初采用生酮是为了缓解自身免疫性肝病（原发性硬化性胆管炎），我在 2011 年 11 月被诊断为此病。医生告诉我，大多数被诊断为这种肝病的人平均活了八九年。当时我五十一岁。

2004 年 1 月，我在医院住了八天，做了自 1997 年以来第三次背部和颈部手术。最后这次手术使我在四十四岁时终身残疾，无法再工作。我父亲是个农民兼木材承包商，在美国缅因州北部种马铃薯。幸运的是，在我年轻时父亲就给我灌输了强烈的职业道德。这些年来，我从事过各种工作，这些工作对身体的要求都很高。我当过伐木工人，从事过金属制造工作，当过金属机械师和焊工，参与过美国海军战舰的建造。永久不能再做几十年来一直从事的辛苦但充实的工作，使我陷入了深深的抑郁之中。

背部和颈部的各种融合手术造成了严重疼痛。我全身都有永久性神经损伤，依靠钛棒、板和螺丝结合在一起。剧烈的疼痛使我对止痛药上瘾。我服用的药物对呼吸系统有严重副作用，而肥胖真是雪上加霜。我身高 188 厘米，当时体重 150 千克。我还是个老烟枪，每天吸烟多达三包。

我无法独立行走，只能使用行走辅助器或手杖非常缓慢地走很短的距离，如从客厅的椅子到厨房的水槽。在公共场合，我需要使用电动滑板车或手推车。背部的融合手术以及背部和腿部每天不时发生的严重肌肉痉挛（现在仍会发生），使我无法躺在床上睡觉，只能睡在躺椅上。尽管服用了大剂量的止痛药，但疼痛仍然存在。我必须设法接受再也不能工作的事实，并且再也无法完成健康人不假思索就能完成的简单事务。

体重 150 千克时，我只有摆好姿势才能依靠手杖从躺椅上起来，因此我得了疝气，疝气手术安排在 2005 年 4 月。看了例行的术前血液检查结果后，医生说手术不得不推迟：我病得太重，不能动手术。我的空腹血糖为 16.7mmol/L，糖化血红蛋白

为 12%，患有严重的 2 型糖尿病。

我被送到一个内分泌专家那里，他给我开了两种治疗糖尿病的口服药物，并说 2 型糖尿病是一种渐进性疾病，最终需要注射胰岛素。几个月后，我接受了疝气手术。生活又这样延续了几年，我受够了这样活着，明白许多事必须改变。

2008 年 10 月，我用冷火鸡法戒烟。2009 年 1 月，我用冷火鸡法戒掉了止痛药。2010 年 4 月，我成了一家健身房的会员，开始骑斜躺自行车，起初每次只骑两分钟，而且速度很慢。我开始每天记录食物摄入量，并在十五个月内减掉了 72 千克。糖化血红蛋白下降到 6.1%（被正式归类为糖尿病前期），医生让我停掉了治疗糖尿病的口服药物，并说我不再患有糖尿病。我感觉好多了，可以更轻松地呼吸和四处走动。生活大为改观，我又开始抱有希望。

需要指出的是，在减肥 72 千克的过程中，我遵循的是全食物的植物性饮食。这种饮食富含全食物碳水，脂肪和蛋白质含量很低，不包括红肉。我强调这一点是因为我在这段时间失去了很多肌肉质量。虽然我已减肥并改善了健康，但我仍然有问题，而且没有发挥出最佳潜力。

2011 年春季，常规血液检查显示肝功能异常，它导致了自身免疫性肝病。这种致命的肝病给了我沉重的打击。医生告诉我，这种病尚无已知的治愈方法或有效的治疗手段。本质上，我是被送回家等死。我被击倒了，但没有一蹶不振。我开始研究自身免疫性疾病、肝病和糖尿病。经过一年的研究，我从 2012 年 11 月开始采用一种极低碳水、富含蛋白质的生酮饮食，辅以间歇性断食和锻炼。

由于这一诊断，我需要每六个月做一次肝功能检查。检查结果开始慢慢向好，并在我采用生酮饮食一年半后有了显著改善。今天，我的肝功能检查结果与健康人一样，我每年只做一次血液检查。脂肪检查（胆固醇和甘油三酯）结果很好，过去七年间，糖化血红蛋白控制在 4.8%~4.9%，这些都是在没有服用任何治疗糖尿病的药物而只靠饮食和运动的情况下实现的。

我终于与自己和解，接受了不能再工作的事实。但我不再绝望，重新燃起了希望，希望能活到孙辈长大成人之时。

——杰夫·C.，美国缅因州不伦瑞克

第十二章

餐食和零食创意

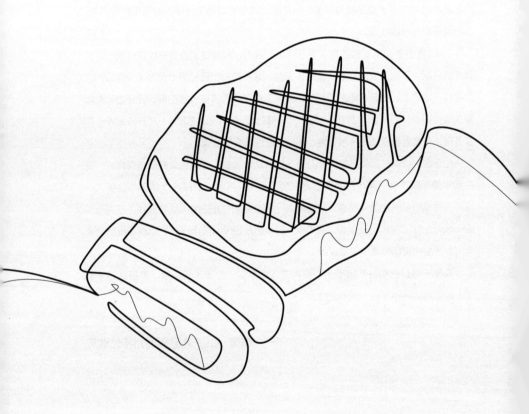

多亏那些富有创造性的烹饪书作者和博客作者，我们才有了改变生活饮食法三个阶段的烹饪书、App 和菜谱网站。你可以选择符合你的碳水阈值的菜谱，或根据需要定制菜谱。从生酮烹饪书中寻找适合阶段一的菜谱，从生酮和低碳水烹饪书中寻找适合阶段二或阶段三的菜谱。原始人饮食的烹饪书适合阶段二和阶段三的碳水限额。许多原始人饮食菜谱属于低碳水或生酮饮食，但有些含有土豆、胡萝卜、甜菜、欧洲萝卜和其他甜食或淀粉类食物的菜谱最适合阶段三。

如果你正在遵循阶段一，选择菜谱时要小心那些标记为"生酮"的菜谱，因为此类菜谱的脂肪含量很高。脂肪含量高本无妨，但如果你正在努力减脂，最好采用脂肪含量较低的菜谱，或是在对菜肴影响不大的情况下减少脂肪用量。请记住，如果你试图大幅减重，即使碳水摄入量非常低，也不能无限量摄入脂肪。即使有些人的碳水摄入量已很低，脂肪（尤其是高脂奶油、奶酪、黄油和油等添加脂肪）过量往往使他们减脂更困难。

无论你最爱哪种美食，你都能找到合适的菜谱。有生酮饮食、低碳水饮食、原始人饮食的烹饪书，还有中东、地中海、东亚、墨西哥、印度等国家或地区的菜谱网站。你甚至可以找到最爱的快餐菜谱。有专为慢炖锅和压力锅设计的食谱，这些工具使你能够轻而易举地坚持改变生活饮食法——有备而来是制胜法宝。烤一大块肉，或用慢炖锅、压力锅炖一大块肉，足够吃好几天。对单身人士来说也是一样：做一人份的食物并不意味着不能烹饪一块一两千克的肉，然后吃好几天。

吃些什么

老实说，只要坚持你所遵循的饮食阶段的食物清单，你可以吃任何你喜欢的东西。只要饮食符合你的碳水阈值，你也可以自由地尝试加入其他食物，但我不能保证你会得到与严格坚持食物清单相同的结果。

人们经常向我寻求膳食计划或菜谱，但我希望你们知道不制订计划并执行改变生活饮食法有多么容易。如果在冰箱、储藏室或橱柜中存满适合你的食材，短短几分钟就能做出一餐饭。

> 改变生活饮食法采用的只是
> 常规食物，和你现有饮食方式唯一不同的
> 就是减少了碳水的摄入。

记住，在思考要吃什么时，没有所谓的早餐食品、午餐食品或晚餐食品。当说起早餐，多数人通常想到鸡蛋、熏肉、香肠、麦片、烤面包或贝果，但在世界上许多地方，早餐只是一顿饭，与午餐或晚餐没有什么不同，人们早上不吃特定的食物。在北美洲以外，早餐吃肉、鱼和蔬菜的情况并不少见。

午餐也是如此：没有法律规定必须在中午吃三明治。和早餐一样，午餐也只是一餐饭，只是给自己提供营养的机会。只要不超出碳水阈值，你可以选择任何食物当午餐。至于晚餐，你可以反其道而行之——吃煎蛋卷。没什么不对的！不要给自己设限，不要认为某一餐

就该吃某些特定食物。不管你在一天中什么时间吃，也不管你一天吃一顿、两顿还是三顿，食物就是食物。下文中的创意不是专门为早餐、午餐或晚餐设计的，只是为了让你在遵循改变生活饮食法时思考可以享用的各种食物和食物组合，你可以在一天中任何时间吃它们。

即使你通常不遵循特定的食谱，我建议你从生酮饮食、低碳水饮食、原始人饮食的烹饪书和菜谱网站中为你或许没想到的可能性找寻创意和灵感。但不要忘记：改变生活饮食法选择的只是常规食物，和你现有饮食方式唯一不同的就是减少了碳水的摄入。

改变生活饮食法阶段一

你可能会认为阶段一只不过是无面包的熏肉奶酪汉堡和去掉油炸面包丁的沙拉。这也没错，但事实是，无论你是喜欢从零开始制作一道精美菜肴，还是简单地享用金枪鱼罐头加一点蛋黄酱、黄瓜和芹菜，在阶段一你都可以享受多种多样的食物。

由于阶段一不包括谷物，面包、小圆包、皮塔饼、卷饼、玉米饼以及通常用来包裹肉类或蔬菜的食物都是禁区。你可以用生菜或卷心菜作为替代品，或者直接吃更好。这里有阶段一膳食和零食的一些创意，但你只要坚持食物清单，就可以用任何喜欢的方式组合或烹饪食物。

- 烤鲑鱼配芦笋和荷兰酱。
- 鲑鱼或鲭鱼罐头配生青椒片、黄瓜或蘑菇。
- 去掉玉米饼或卷饼的法士达（鸡肉、牛肉、虾、洋葱和辣椒）。

- 无面包的牛肉汉堡、芝士汉堡或鸡肉汉堡，配培根、生菜、洋葱、番茄、泡菜。
- 以任何喜欢的方式制作的魔鬼蛋，只要不超过碳水阈值。
- 烤牛肉或鸡肉卷：熟肉片上铺薄薄的奶油奶酪或油梨酱，上面放切碎的葱或薄薄的青椒片，然后卷起来（用大蒜和香草奶油奶酪增添风味）。
- 意式烘蛋或无脆皮的法式乳蛋饼：鸡蛋、奶油、奶酪、洋葱、菠菜和蘑菇。
- 烤猪里脊肉或牛肉，配阶段一的蔬菜（与花椰菜泥或花椰菜米一起食用）。
- 不含米饭的瓢柿子椒——只有肉和酱汁，或添加辣椒丁和洋葱丁。
- 牛排、猪排或烤鸡肉配烤抱子甘蓝、萝卜。
- 鸡蛋沙拉、金枪鱼沙拉或生菜鸡肉沙拉。
- 科布沙拉（莴苣、烤鸡肉、煮鸡蛋、培根碎、蓝纹奶酪和油梨）。
- 烤香肠和青椒。
- 肉丸配西葫芦面条和番茄沙司。
- 辣椒配牛肉、鸡肉、番茄罐头、洋葱以及你喜欢的任何无糖调味料（没有豆子）。
- 猪皮蘸油梨酱、奶油奶酪或酸奶油。
- 用花椰菜或肉做饼底的比萨（网上可以找到菜谱）。
- 开胃菜涂抹奶酪，以及橄榄、腌制肉类、蘑菇、洋蓟心。

改变生活饮食法阶段二

适合阶段一的建议在阶段二仍然适用，外加下述食谱。

- 主菜沙拉配混合生菜、烤鸡肉（或牛排）、碎蓝纹奶酪（或菲达奶酪）、胡萝卜丝和蘑菇。
- 烤猪排配萝卜泥。
- 肉丸和浇上酱汁的意面南瓜。
- 烤鸡胸肉配胡萝卜、洋葱和茴香。
- 炖羊肉或塔吉锅配冬南瓜。
- 加覆盆子或黑莓的原味酸奶。
- 烤甜菜和山羊奶酪沙拉（配芝麻菜更佳）。
- 希腊拼盘：橄榄、哈罗米奶酪、腌制烤鸡肉、蔬菜（洋葱、西葫芦、黄南瓜）、自制或在商店购买的希腊酸奶黄瓜酱。
- 低碳水饼干或脆饼配奶油奶酪、冷切肉。
- 用西葫芦面条做的泰式炒河粉。
- 加肉桂和切碎的烤山核桃、核桃、杏仁的农家奶酪。
- 炒虾和蔬菜（洋葱、荷兰豆、甜椒、西蓝花、胡萝卜）。
- 千层面配绞肉、意大利乳清奶酪和番茄沙司（用切成薄片的西葫芦代替意大利面片）。

改变生活饮食法阶段三

你可以享用适合阶段一和阶段二的任何食物，外加以下食谱。

- 慢炖猪肉或烤牛肉配烤根茎类蔬菜（红薯、甜菜、欧洲萝卜、胡萝卜）。
- 烤牛排配烤土豆、土豆泥或红薯。
- 烤鸡肉配米饭。
- 辣酱配豆类。
- 海鲜意大利烩饭。
- 冷意大利面沙拉配青酱鸡肉和松子。
- 蔬菜沙拉配鹰嘴豆泥（可加皮塔饼或薯片）。
- 尼斯沙拉，即金枪鱼（或鲑鱼）、奶油生菜、青豆、溏心蛋、橄榄、水煮小土豆或其他低淀粉土豆，以及凤尾鱼（如需要）。
- 瓢柿子椒（如需要可加米饭）。
- 猪排或猪里脊配苹果。
- 加无糖椰丝和杏仁片的水果沙拉。

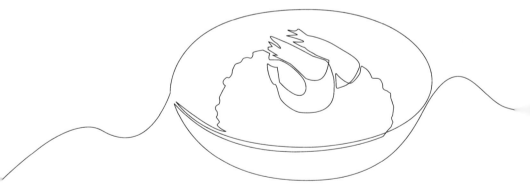

没有膳食计划？没有食谱？

没有。我不会给你膳食计划或食谱，原因如下。改变生活饮食法是无限可定制的。你完全可以基于餐馆和快餐店的餐食来构建饮食，也可以从零开始在家做饭。无论你仅有的烹饪技巧就是开罐头和按下微波炉上的按钮，还是在厨房里摆满最新的小工具和装备，你都可以享受多种多样的食物，同时收获任意阶段的饮食所带来的新陈代谢和健康方面的益处。

> **人们经常向我寻求膳食计划或食谱，但我更希望你发现不制订计划并执行改变生活饮食法是多么容易。**

可以这样想：如果你是一个自由艺术家、作家、画家、雕塑家，只要你能在截止日期前完成项目，那么雇主不会关心你什么时候或如何完成工作。你可以穿着睡衣或西装工作，也可以在凌晨两点或下午四点工作。只要赶得上最后期限，你有完全的自由来决定何时以及如何完成工作。执行改变生活饮食法时，只要采用食物清单，并保持推荐的食物量，就可以灵活地选择食物。不喜欢西蓝花或羽衣甘蓝？可以选择其他蔬菜。不喜欢鱼？可以不吃海鲜，而选择其他蛋白质来源。改变生活饮食法是一个框架、一套准则，而不是雕刻在石头上的戒律。

记住，改变生活饮食法是关于食物的，既没有特殊的奶昔或汤，也没有价格不菲的神奇调和物。阶段一和阶段二包括的食物是你一直在吃的食物，只是减去了全部或大部分糖和淀粉。阶段三允许摄入更多的碳水，但正如我分享的创意，阶段三的食物并非异类——牛排配土豆、鸡肉配米饭。如果你想拓展和探索食谱，正如我之前提到的，在许多低碳水饮食和生酮饮食烹饪书以及食谱网站上可以轻而易举地找到各种合适的菜肴。

批量烹饪

要么多做，要么不做。可以使改变生活饮食法变得不费吹灰之力的头号秘诀是剩菜。在大多数情况下，烹饪大量食物并不比烹饪少量食物花费的时间更多，所以不如多做些。如果要做饭，那就多做些，特别是你既不喜欢做饭也不想每天都做的话。即使你喜欢做饭，有时也会出现时间紧迫或最后一刻计划有变导致没时间做饭的情况。无论你多忙，或者生活中有什么突发状况，提前准备好食物会使你更容易坚持计划。准备食物的最佳时间是不饿的时候。

煮鸡蛋：煮鸡蛋可以成为你最好的朋友，它能快速、方便地提供蛋白质和脂肪。可以把煮鸡蛋当零食或餐食，或在一周的晚些时候把它做成鸡蛋沙拉。如果要煮鸡蛋，为什么只煮两三个？煮两打。煮鸡蛋可以在冰箱中存放长达一周，而且非常适合所有三个饮食阶段。

鸡胸肉、鸡腿：如果要做鸡肉，就用你喜欢的烹饪方法一次性做两三包吧。可以在烹饪当天把煮熟的鸡肉作为一顿饭，或将鸡肉切成条状或块状，并留到其他时间作为零食或餐点冷吃。鸡肉蘸蓝纹奶酪、沙拉酱或油梨酱也很好吃。也可以把煮熟的鸡肉当作午餐或晚餐沙拉中的蛋白质来源，或者将其作为鸡肉辣酱、法士达甚至煎蛋卷、意式烘蛋的一部分。

牛排：切勿一次只做一块牛排。就像我说的，如果你无论如何都要做，那么不妨一次性做几块牛排。晚餐吃一块，然后把另一块切成薄片，留到第二天或第三天用在沙拉中。你也可以某天早上享用牛排和鸡蛋，或者按照我对鸡肉的建议，用牛排来做煎蛋卷、意式烘蛋、法士达。这个建议也适用于猪排或猪里脊。冷牛排切片完全可以单独作为零食，还可以蘸蓝纹奶酪、蛋黄酱或酸奶油。冷牛排是一种零碳水、高蛋白食物，适合改变生活饮食法的三个阶段。

香肠和培根：煮大批量的香肠和培根。冷培根或香肠是极好的零食或外带早餐。拉链袋和可重复使用的塑料容器是你的朋友。还可以将预煮培根碎加入沙拉或无面包的汉堡里。

生蔬菜：将生蔬菜清洗、去皮、切片，妥善存放在冰箱中。如果你实际上不吃，家里有好的食物没有任何用处；而如果耗时的准备工作已经完成，只要伸手去拿容器就可以了，那么你吃掉那些蔬菜的可能性就更大。从超市或农贸市场回家时，放一些好听的音乐，花一点时间做准备，这样当你需要零食时一切已备好。

煮熟的蔬菜：一次性煮大量的蔬菜。将它们用作配菜，或用在沙拉、煎蛋卷、无脆皮的乳蛋饼中，或作为零食。蒸一堆西蓝花、花椰菜或西葫芦，让它们保持原味，不加酱汁或调味料。这样就可以在本周晚些时候以任何喜欢的方式使用它们——扔进炒菜，作为零食冷吃，做成汤等。

批量烹饪汤和开胃菜：准备一些通常会大批量制作的菜肴，比如辣酱、炖菜、汤、咖喱和炒菜。你可以煮一次连续吃几天。如果你愿意，你可以吃一两天，然后把剩下的放在冰箱，留待哪天不想做饭时吃。慢炖锅或压力锅很适合大批量烹饪。大块烤肉也适合大批量烹饪，比如烤一大块牛肉、猪肩肉或类似的肉。你可以在接下来的几天内重新加热或冷吃，冷的烤牛肉片配辣酱是极好的低碳水零食。

解冻！如果你刚下班回家，家人都饿了，你却没解冻任何食物，那么你提前做好并冷冻的所有美味都派不上用场。在这种情况下，你可能需要计划和预先考虑，提前一晚解冻一些食物以备第二天使用；或者更好的办法是总在冰箱里备一些富含蛋白质和脂肪的食材，比如碎牛肉（取决于你要给多少人做饭）或鸡腿。大多数部位的肉一经解冻，只需几分钟即可煮熟。你可养成在冰箱里随时保存碎肉、香肠、鸡腿或类似肉类的习惯。

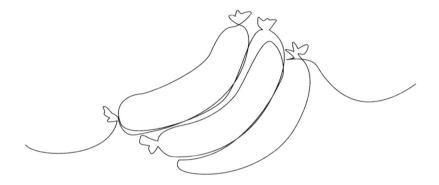

患有糖尿病前期和高血压的终身运动员通过低碳水饮食恢复健康

我爱吃我所烹饪的食物，感觉很棒。

我是一名五十二岁的黑人女性，一生都很活跃，身材适中。

我从小就踢足球、打篮球、跑田径。我是一名甲级学院足球运动员，踢过半职业足球赛。我还徒步旅行、骑自行车、跑步、游泳。体重一直波动 5 千克左右，在大学高达 66~68 千克，大学毕业后以及四十多岁时高达 61~63 千克。

我吃着标准的美式饮食（高碳水）长大，这种方式持续到成年时期。我一直认为可以通过多运动、少吃来保持体重：平衡热量摄入与消耗。就我的体重而言，这似乎奏效了。我从来没有真正节食，只是"运动得更多"。我的饮食种类繁多，从真正的全食物到加工的垃圾食品。早餐从油酥糕点到钢切燕麦片都有。在徒步旅行时，我会咀嚼能量棒和干果麦片。我最喜欢的零食是毛毛虫软糖和炸薯片。我也喜欢甜点、冰激凌、蛋糕和派，以及葡萄酒、啤酒，偶尔也来一杯调制饮料。我现在才知道，我最爱的微酿啤酒含有大量的啤酒花、酒精以及碳水。

我是家里最健康的人。我的大多数亲戚都患有代谢综合征，家族疾病包括 2 型糖尿病、高血压、心脏病、肥胖、阿尔茨海默病和癌症。我父亲患有高血压和向心性肥胖，他在六十岁时经历了一次心脏病发作。他最近被诊断为阿尔茨海默病，并有严重的动脉钙化。我哥哥在四十六岁时患上结肠癌和 2 型糖尿病，在五十五岁时被诊断为充血性心力衰竭。

我家女性的健康状况也好不到哪里去。乳腺癌在家族中蔓延，外祖母和姨妈都患有这种病，并分别在五十九岁和六十八岁时死于结肠穿孔和心肌梗死。我姨妈在一生中大部分时间还患有 2 型糖尿病。我妈妈今年七十五岁，在六十八岁时被诊断为精神分裂症，还患有高血压和向心性肥胖。我希望避免这一切，并相信积极的生活方式会使我免于患上慢性病，平安度过四十多岁、五十多岁甚至六十多岁。

然而我也没能幸免。到了四十多岁，我的血压和血糖都在升高。糖化血红蛋白为 5.7%（在糖尿病前期范围内），血压在高血压前期范围内。由于担心血压继续上升进而完全发展成高血压，我问医生是否可以服用小剂量抗高血压药，还向医生询问如何降低糖化血红蛋白。医生不是很担心，因为糖化血红蛋白处在糖尿病前期范围的极低端。我没有超重，并且非常爱运动，所以医生说不必担心。但家族疾病史令我很担心，所以我转向互联网寻找降低血糖和血压的方法。

我哥哥在治疗结肠癌后成为素食主义者，并建议我尝试一下。我在 2016 年秋冬遵循循纯素饮食约四个月。我喜欢做饭，喜欢用植物性食材做仿制奶酪和仿制肉。当时，我希望这种无动物的饮食方式能降低我的血压。在那段时间里，我的体重减轻了，血压仍然用药物控制，胆固醇显著下降，但糖化血红蛋白实际上增至 5.8%。我发现了一个流行的低碳水网站，阅读了上面发布的所有内容并注册了会员，我还回顾了以前的生物化学课程（我拥有美国北卡罗来纳州立大学营养生物化学硕士学位）。

2017 年 1 月，我决定开始生酮饮食，并且从此没有回头。我爱吃我所烹饪的食物，感觉很棒。我了解相关的科学，避开谷物、加工食品、种子油和糖对我来说不是问题。我甚至放弃了啤酒，减小了葡萄酒摄入的分量和频率。我的血压已正常，所以能够停止服药。仅仅六个月后，糖化血红蛋白就下降到 5.3%，现在已达到完全正常的 5.1%，远远低于糖尿病前期的阈值。体重处于高中以来最低水平。我精瘦、强壮，精力充沛。我保持良好的睡眠卫生习惯，醒来时神清气爽。我经常在早上空腹锻炼，感觉棒极了。

在采用生酮饮食之初，我使用App追踪了宏量营养素，将净碳水保持在 20~40 克。我有些日子在生酮范围内，有些日子是低碳水。在初始阶段，我还认真留意了蛋白质摄入量，每天吃大约 90 克蛋白质。不过，现在我不再担心蛋白质摄入量，膳食通常以蛋白质来源为基础。我还喝高脂肪咖啡，制作"脂肪炸弹"。现在我喝加盐和胶原蛋白粉（对我的关节有好处）的黑咖啡。我用已知对我有效的食材制作生酮面包和甜食。我不会在食物中添加额外的脂肪，脂肪本身就是食材的组成部分。

生酮或低碳水饮食对我的健康来说是一个了不起的礼物。我知道生活中一切都无法保证，但我认为生酮或低碳水饮食是对我有利的布局，据此我可以保持健康，并摆脱许多由饮食导致的疾病。我非常感谢社交媒体，如果没有来自Facebook（现为Meta，脸书）、Twitter（推特）和YouTube的低碳水和生酮饮食的信息，我可能仍然在服用抗高血压药，并很可能正在走向糖尿病和记忆减退。

——艾普尔·K.，美国北卡罗来纳州教堂山

第十三章

在外就餐或边走边吃时遵循改变生活饮食法

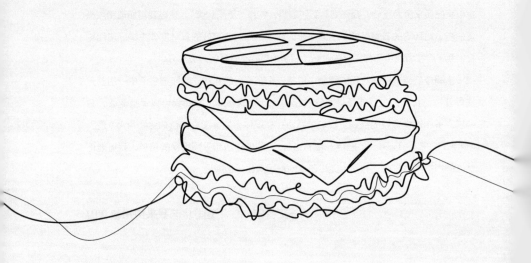

如果你喜欢外出就餐，那么在改变生活饮食法的任何阶段都可以继续这样做。无论你身在何处或去哪家餐厅，只要用适当的菜品替代高碳水食品，你就可以找到许多适合你的菜肴。"根本没有我能吃的东西！"这不是把谨慎抛到脑后的有效借口。用本章的建议武装自己，无论是遵循阶段一、阶段二还是阶段三，你总能找到适合你的食物。

　　随着食物过敏变得越来越普遍，人们更加注重健康，各种低碳水饮食、生酮饮食和原始人饮食变得越来越流行，餐厅服务员和厨师不会因为特殊要求而反感或感到惊讶。事实上，许多餐厅现在专门以低碳水或生酮友好的菜肴为特色，让顾客不用顾虑菜肴是否合适。如果你要求服务员不要上面包，并把面包从汉堡里拿掉，服务员也不会用异样的眼光看你。

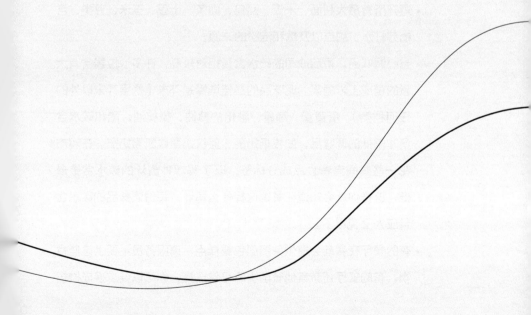

一般性原则

　　以下是选择菜肴的一些提示，最适合阶段一和阶段二。这些提示将助你坚持计划并继续从饮食方式中获益。如果你遵循阶段三，碳水摄入量的要求会更宽松，摄入土豆、豆类、大米等食物时可以有更大的灵活性。你可以依照这个原则点餐。

- 选择烹饪方式简单的菜肴：蒸或烤制的动物肉、家禽肉、海鲜、非淀粉类蔬菜和沙拉是不错的选择。最好避开油炸食品，不是因为油有问题（不需要再畏惧脂肪），而是因为油炸食品很可能裹有用面粉做成的面包糠或面糊，这将使鸡肉或鱼等零碳水食物变成高碳水食物。如果某种酱汁含有你不确定的成分，请询问服务员其中含有什么。许多酱汁含有糖、玉米糖浆、玉米淀粉、面粉，因此最好坚持选择烹饪方式简单的菜肴。

- 避开所有意大利面、米饭、面包、面条、土豆、玉米、豆类、含糖苏打水、甜点以及糖和淀粉的来源。

- 当心调味品。番茄沙司的碳水含量相对较高，许多沙拉酱含有大量的糖或玉米糖浆。调味品的最佳选择是芥末（蜂蜜芥末以外的任何种类）、蛋黄酱、辣酱、融化的黄油、橄榄油、醋和碳水含量非常低的调味品，如牧场奶酪、蓝纹奶酪或凯撒奶酪。在超市花一些时间查看食品成分标签，以了解哪种酱汁的碳水含量最低，这样你就会知道在餐馆选择什么酱汁。每份调味品的碳水含量应为 2 克以下。

- 有的餐厅在餐前会提供免费面包或糕点，请服务员不要上这些食物。有的餐厅还有其他餐前小吃可供选择，你可以要求换成橄榄或泡菜。如果和不限制碳水摄入量的人一起用餐，或许只能在他们吃面包时耐心等待了。请享受等待的时间——你的牛排、鸡肉、猪排、蒜香牛油鲜虾饭或科布沙拉会很美味。如果上菜时你已经有点饿了，就会觉得食物越发美味。

- 要求用双份非淀粉类蔬菜代替一份淀粉类配菜，例如用双份西蓝花代替一份土豆，或用双份烤蔬菜代替一份意大利面或米饭。你也可以用沙拉代替淀粉类食物。一些餐馆会为此收取少量费用。这虽然不公平，但多花点钱是值得的！

- 提前准备。许多餐厅在网上发布菜单。你可以提前查看菜单并找到合适的菜品，这样点菜时就更轻松。如有必要，你可以更换餐厅。

关于特定美食的建议

无论你喜欢哪种类型的美食，你都可以轻松实现定制化点餐，使膳食适合改变生活饮食法的任何阶段。你可能很难想象亚洲食物没有面条和米饭，或者意大利美食没有意大利面和面包，但正如你所看到的，简单的更换和替代将让你继续享受最爱的餐厅，同时体验低碳水饮食的好处。

- 墨西哥美食：法士达是一个理想的选择，因为它只是烤肉配蔬菜，你可以用酸奶油、奶酪、油梨酱和莎莎酱作为调味品。请让服务员不要上玉米饼，并用额外的蔬菜代替米饭和豆类。在一些兼具墨西哥风味和美国风味的快餐连锁店，你可以在生菜碗中获取肉类、生菜、奶酪和蔬菜而不是面粉或玉米卷，这可是绝佳的低碳水饮食！

- 中东、希腊饮食：选择烤肉串或其他烤肉。要求用额外的蔬菜或肉类代替米饭或皮塔饼。避开鹰嘴豆泥、瓤葡萄叶（含有米饭），以及其他任何豆类或高淀粉食物。中东和希腊美食以烤肉闻名，还有腌制的羊奶酪、橄榄和炙烤的哈罗米奶酪，你可以好好利用这一点。这都是完美的生酮饮食。

- 印度、阿富汗、巴基斯坦美食：这些美食与中东、希腊美食有些相似。避开米饭、皮塔饼、馕饼、鹰嘴豆和土豆，代之以咖喱和烤制的肉、蔬菜等。咖喱可能会用玉米淀粉或其他含碳水的成分增稠，但如果避开淀粉和糖的明显来源，膳食的碳水总量将非常低。请记住，改变生活饮食法不为完美，只为你在所处的环境中尽可能做到最好。

- 烧烤：一家好的烧烤餐厅是限制碳水的人群最好的朋友！未加酱汁的任何肉都是好的，比如牛腩、手撕猪肉、熏鸡肉、肋排、香肠等。避免面包和含糖或淀粉的配菜（奶酪通心粉、烤豆、油炸玉米饼），代之以羽衣甘蓝、青豆或其他任何非淀粉类配菜，你也可以完全不吃蔬菜而是吃肉吃到饱。去烧烤餐厅本就是为了吃肉！避开烧烤酱，除非你知道它们是无糖的。无糖烧烤酱在餐馆很少见，但你可以在家自制。大多数酱汁主要是玉米糖浆。如果肉做得好，根本不需要酱汁。你不必担心肉上可能涂抹的干料，成品中的剩余糖量可能非常低，你若不吃淀粉类配菜和甜酱料就能避开大部分碳水。

- 中国、日本、泰国美食：东亚美食很难成为低碳水饮食，但并非不可能。让你的菜肴采用蒸的烹调方法或不用酱汁，因为酱汁通常含有糖和玉米淀粉。使用酱油或辣芥末作为调味品。蒸鸡肉、虾或混合蔬菜是中餐外卖不错的选择。一些餐馆还提供烤鸡肉或牛肉串。避开米饭、面条、馄饨、饺子、油炸食品、蛋卷、春卷和天妇罗（因为这些食物有面皮和面包糠）。生鱼片很完美，只是要避开寿司饭。在泰国餐厅，避开有面条和米饭的菜品，而选择含有肉类、海鲜、蔬菜、香料和椰奶的咖喱菜。

- 意大利美食：意大利面在阶段一和阶段二是被禁止的，但大多数意大利餐厅也有低碳水饮食和极低碳水饮食。选择沙拉、牛排、鸡肉、猪排或海鲜，并搭配蔬菜。避开面包，并要求沙拉不加油炸面包丁。用额外的非淀粉类蔬菜代替意大利面或土豆作为配菜。如果有开胃菜（腌制肉类、奶酪、橄榄、腌制蔬菜），就尽情吃吧！你甚至可以点更大分量的开胃菜作为主菜。

- 快餐店、小酒馆、酒吧：这些类型的餐厅通常有多样化的菜单，你很容易找到合适的菜品。点餐逻辑与其他任何餐厅相同：不要谷物或其他淀粉类食物，不吃甜点。科布沙拉、主厨沙拉和凯撒沙拉是不错的选择（不加油炸面包丁）。没有面包的汉堡和三明治是可靠的选择，牛排、猪排或烤鸡肉配非淀粉类蔬菜也是如此。总是选择非淀粉类蔬菜，而不是薯条或其他土豆类配菜。通常可以用简单的招牌沙拉代替淀粉类配菜。其他不错的选择包括任何类型的烤肉、鱼或生菜鸡蛋沙拉、金枪鱼沙拉。

- 早餐：坚持选择鸡蛋、培根、火腿、香肠和碳水含量低的其他食物。避免煎饼、华夫饼、土豆、烤面包、贝果、松饼、水果、果汁、果酱、果冻。西式煎蛋卷（鸡蛋、火腿、洋葱、辣椒）是很好的选择，含有鸡蛋、肉类、奶酪或低淀粉蔬菜（辣椒、菠菜、蘑菇、洋葱、西葫芦）的任何煎蛋卷同样很好。用其他任何方法做成的鸡蛋也很好：水波蛋、炒蛋、双面煎蛋、煮鸡蛋等。使用芥末、蛋黄酱或辣酱作为调味品。

- 主菜沙拉：根据需要定制沙拉，不用干果、新鲜水果、脆面条或其他含糖或淀粉的辅料。坚持选用生菜、菠菜和其他绿色蔬菜。合适的添加物包括煮鸡蛋、培根、奶酪、油梨、火腿、鸡肉、牛排、鲑鱼、橄榄、黄瓜、辣椒片、萝卜和其他非淀粉类蔬菜。使用油、醋或高脂肪调味料，如牧场奶酪或蓝纹奶酪。避开千岛酱、法式酱汁、蜂蜜芥末酱、覆盆子醋汁和其他甜味调味料。在阶段二和阶段三，你可以加胡萝卜、甜菜、葵花籽、杏仁片或其他坚果和种子。

边走边吃或在旅途中用餐

如果你经常在路上，或者繁忙的日程安排让你从一个任务转到另一个任务，从而没有时间准备食物或坐下来吃一顿全餐，你也能像外出就餐一样轻易找到合适的食物。时间紧迫或远离通常的烹饪环境，并不一定是坚持改变生活饮食法任何阶段的障碍。低碳水食物几乎无处不在，所以无论你身在何处，都可以找到一些很棒的食物。

快速跑进杂货店能抓到的食物：

- 沙拉吧使你可以根据自己的阶段定制饮食——生菜、辣椒、蘑菇、橄榄、鸡肉、火腿、培根、金枪鱼、奶酪、萝卜、煮鸡蛋和黄瓜。在阶段二或阶段三可以添加胡萝卜、甜菜、坚果、种子和豆类。

- 开胃菜吧——橄榄、奶酪、腌制蘑菇、洋蓟心、萨拉米香肠或其他腌制肉类。
- 冷切肉和奶酪——你可以找到预包装的或从熟食柜台中选择。
- 烤鸡胸肉。
- 袋装或罐装金枪鱼、鲑鱼、鲭鱼或沙丁鱼。
- 意大利辣香肠或萨拉米香肠。
- 熟食店制作的鸡蛋沙拉或金枪鱼沙拉。
- 猪皮和油梨酱。
- 坚果（用于阶段二或阶段三）——原味、有盐或无盐均可，但要避免用蜂蜜烤制的坚果。

在加油站或便利店可以找到的食物：

- 煮鸡蛋。
- 奶酪串或奶酪棒。
- 成包的奶油奶酪。
- 牛肉干——原汁原味的，因为烧烤、照烧等口味的牛肉干含糖更多。
- 猪皮。
- 意大利辣香肠。
- 无面包的热狗。
- 坚果（适合阶段二或阶段三）。

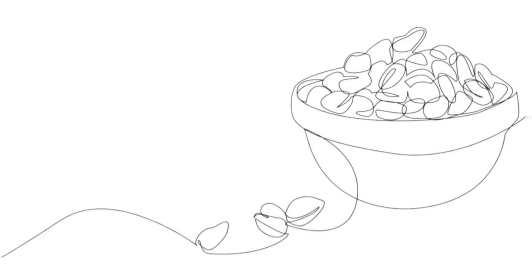

放在车、办公室或包里的"生存包"

为了尽可能简单方便地坚持饮食阶段，请考虑在汽车、办公桌抽屉或包里放些不易腐烂的便利食物。拥有"生存包"意味着你永远不会完全没有东西可吃，不会因别无选择而吃高碳水餐食。只要有一点计划，你就可以为任何情况做好准备。以下是一些建议。

- 袋装或罐装金枪鱼、鲑鱼、沙丁鱼、鲭鱼。
- 牛肉干或肉质零食棒：总是阅读标签并寻找那些碳水含量低的品种，因为有些品种含有果干并且总碳水含量惊人地高。
- 耐贮存的腌制肉类（阅读标签，看看开封后是否需要冷藏）。
- 猪皮。
- 奶酪薄脆。
- 装在防漏容器中的橄榄油、油梨油或椰子油。

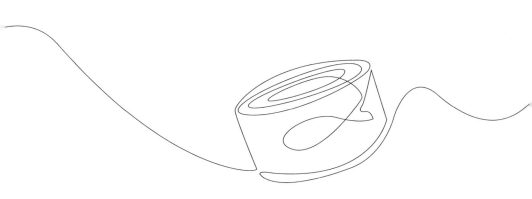

- 坚果或坚果黄油（适用于阶段二或阶段三）。
- 餐具和用品：塑料餐具、餐巾纸、纸盘、开罐器，几个小号塑料存储容器、拉链袋用于存放剩菜或装垃圾，它们可以用到被扔掉的那一刻。

附录 A

1 型糖尿病的
注意事项

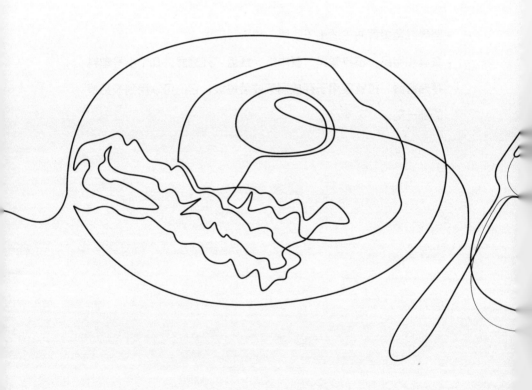

1 型糖尿病患者可以遵循生酮或低碳水饮食，但咨询医学专业人士至关重要，后者可以就调整胰岛素剂量给出建议。你可能会惊讶，不但 1 型糖尿病患者可以遵循低碳水饮食方式，如改变生活饮食法阶段一或阶段二等，而且成千上万的人已经这样做了。不仅 1 型糖尿病患者的血糖控制令人印象深刻，而且任何人群都是如此。

　　正如我在第七章所解释的，关于良性营养性酮症和糖尿病酮症酸中毒之间的区别，医学和营养学专业人士仍然存在很多争议。它们是完全不同的东西，你早就该破除对 1 型糖尿病患者执行此类饮食方式的思维定式了，此类饮食方式可以大大改善他们的血糖控制状况和整体生活质量。

　　如果你或你认识的人患有 1 型糖尿病，那么你就会知道，很难将餐时大剂量的胰岛素与一餐中的碳水和蛋白质的精确含量匹配。即使胰岛素与食物匹配恰当，多个变量也会影响胰岛素敏感性（身体对胰岛素的反应）。睡眠、压力水平、运动、疾病和许多其他因素每天都会

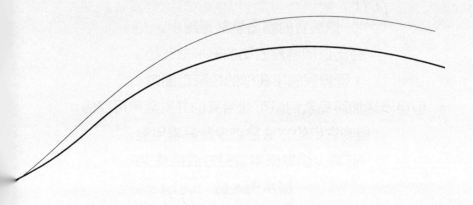

影响胰岛素敏感性，所以 1 型糖尿病患者要保持健康的血糖水平就像走钢丝，更难的是，好像有两个人分别站在钢丝两端，都在不断地向不同方向拉扯钢丝。

对于 1 型糖尿病患者来说，一天内血糖水平可能从 2.2 mmol/L 升到 16.7mmol/L 甚至更高，这并不罕见。事实上，这种剧烈的血糖波动在患有这种疾病的人中相当常见，这主要是由于他们摄入高碳水饮食，并试图用胰岛素"覆盖"碳水。如果采用低碳水饮食，结果完全不同。

当 1 型糖尿病患者从饮食中去除绝大部分碳水时，剂量小得多的胰岛素就足以覆盖蛋白质和碳水。减少胰岛素用量也能大大降低血糖波动，医学博士理查德·伯恩斯坦称之为"小数量定律"，他通过生酮饮食来管理自己的 1 型糖尿病。你需要的胰岛素剂量越小，经历血糖剧烈波动的概率就越小。

> 你需要的胰岛素剂量越小，
> 经历血糖剧烈波动的概率就越小。
> 1 型糖尿病不在你的控制范围内，
> 但稳步增加胰岛素剂量可能带来的并发症是可控的。
> 控制它们的方法是减少胰岛素用量，
> 而减少胰岛素用量的方法是减少
> 碳水摄入量。

需要明确的是，1 型糖尿病患者总是需要使用一定量的胰岛素——总是。而使用胰岛素来控制血糖的2型糖尿病患者，如果通过饮食与口服药物相结合的方式将血糖控制得很好，或许可以停止胰岛素注射（当然是在医生的监督下）。但1型糖尿病患者的情况并非如此，因为这两种情况非常不同。然而，当1型糖尿病患者采用极低碳水饮食，比如改变生活饮食法阶段一或阶段二时，通常能够减少餐前胰岛素量和基础胰岛素量。基础量指他们每天使用的长效剂量，以模拟未患1型糖尿病时，胰腺正常情况下会缓慢、稳定产生的少量胰岛素。

减少所需的胰岛素量是有益的，信不信由你。1型糖尿病患者并不能对代谢综合征和所有相关问题免疫，如心血管疾病、高血压、肥胖和脂肪肝。这是真的——甚至那些不产生胰岛素的人却可能会遭受胰岛素过多的长期后果！摄入高碳水饮食必然需要大量的胰岛素。当1型糖尿病患者多年来一直使用大剂量胰岛素时，他们可能会出现与其他慢性高胰岛素人群相同的体征和症状。他们的身体已经变得对胰岛素注射不敏感，这意味着他们需要越来越大的胰岛素剂量才能得到相同的降血糖效果。同样，对2型糖尿病患者甚至未患糖尿病但存在胰岛素抵抗的人来说，他们的胰腺必须分泌更多的胰岛素来跟上血糖。1型糖尿病患者的胰岛素抵抗被称为"双重糖尿病"。他们先患有1型糖尿病，然后由于长期使用大剂量的胰岛素，又出现了2型糖尿病的一些症状。1型糖尿病并不在某人的控制范围内，但稳步增加胰岛素剂量可能导致的并发症是可控的。控制它们的方法是少用胰岛素，而少用胰岛素的方法是减少碳水摄入量。

让我重申一下，如果你患有1型糖尿病，你在转向低碳水或生酮饮食时，咨询合格的医疗专业人员至关重要。这是必不可少的。你必须学习如何安全地调整胰岛素剂量，所以要在改变饮食之前找到一个具备资质的专业人士，不要在没有医疗监督的情况下进行尝试。

对于那些想要遵循生酮或低碳水饮食的 1 型糖尿病患者来说，那些患有这种疾病并通过限制碳水很好地管理这种疾病的医生，才是最好的资源。以下书籍可能会有帮助。

- 理查德·伯恩斯坦博士所著的《伯恩斯坦博士的糖尿病解决方案》（*Dr. Bernstein's Diabetes Solution*）。
- 理学硕士艾伦·戴维斯和医学博士基思·鲁尼恩所著的《1 型糖尿病生酮饮食》（*The Ketogenic Diet for Type 1 Diabetes*）。

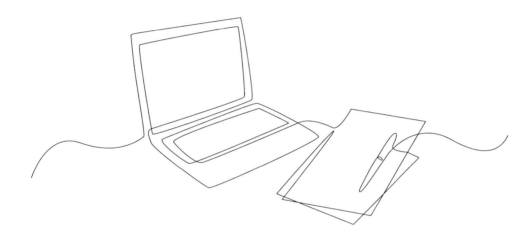

附录B

食物清单

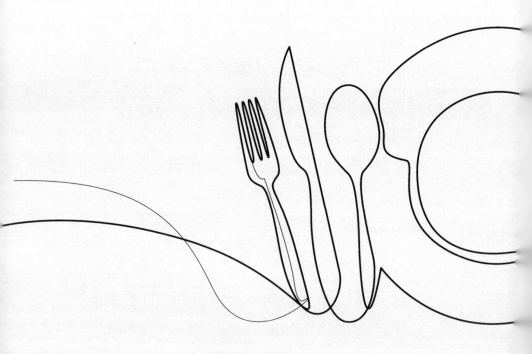

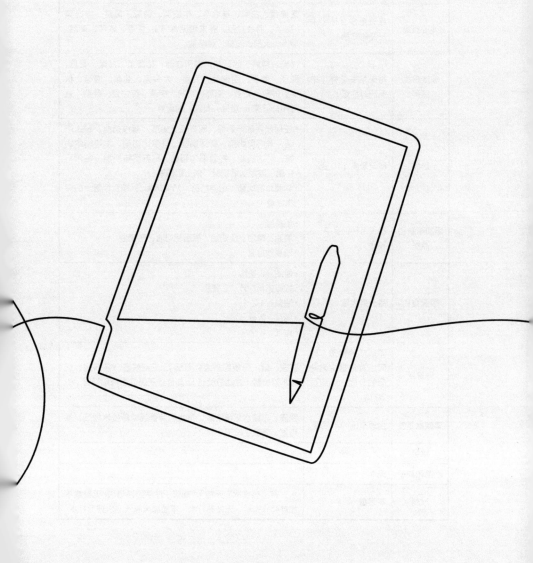

改变生活饮食法阶段一食物清单

食物类型	食用量	食物品种
蛋白质	随心所欲地吃，直到吃饱但不撑	牛肉、猪肉、羊肉、鸡肉、鸭肉、鸡蛋（包括蛋黄）、有鳍鱼、贝类（牡蛎和蛤蜊除外）、其他动物蛋白
沙拉蔬菜	每天最多2杯（未烹饪时称量）	芝麻菜、白菜、卷心菜、牛皮菜、香葱、莴苣、绿叶菜（甜菜、羽衣甘蓝、芥末和芜菁等）、生菜、欧芹、菊苣、萝卜、大葱、菠菜、豆瓣菜
非淀粉类蔬菜	每天最多2杯（未烹饪时称量）	洋蓟、芦笋、西蓝花、抱子甘蓝、花椰菜、芹菜、黄瓜、茄子、茴香、四季豆、豆薯、大头菜、韭菜、蘑菇、秋葵、洋葱、青椒、南瓜、大黄、胡葱、荷兰豆、芽菜（豆芽和苜蓿芽）、蜜豆、番茄、西葫芦
奶酪	每天最多110克	• 任何硬质陈年奶酪：阿齐亚戈奶酪、蓝纹奶酪、布里奶酪、卡门贝奶酪、切达奶酪、科尔比奶酪、埃曼塔尔奶酪、高达奶酪、格鲁耶尔奶酪、马苏里拉奶酪、帕尔马奶酪、波萝伏洛奶酪、瑞士奶酪等 • 软质新鲜奶酪（山羊奶酪、奶油奶酪）：检查标签上的碳水含量
添加脂肪和油类	每天每种最多2餐匙	• 蛋黄酱 • 黄油、酥油、淡奶油、高脂稀奶油、酸奶油 • 油基沙拉酱
限量食物	每天最大量	• 酱油：2餐匙 • 柠檬或青柠汁：2餐匙 • 油梨：1/2个 • 腌菜：2份 • 橄榄：6个
调味品	阅读成分标签，确保所有食物中调味品的总碳水不超过20克	芥末、醋（少使用意大利黑醋）、无糖辣酱、莎莎酱、低碳水沙拉酱（注意总脂肪）、新鲜或干燥的香草和香料
零碳水零食	合理范围内不限量	猪皮、无糖水果味明胶、意大利辣香肠或萨拉米香肠、煮鸡蛋、无糖牛肉干
水果	无	
坚果和种子	无	
饮料	不限量	水，茶（热或冰、无糖），咖啡（注意奶油量），无糖或不加糖调味饮料，无糖苏打水，不加糖风味气泡水或苏打水

注意事项：

- 食用量是限额而不是每天要达到的最低量。

- 这些是允许的食物，而不是必需的食物。如果你不想吃绿叶菜和非淀粉类蔬菜，就不吃。如果你对动物肉、禽肉、奶酪等天然脂肪感到满意，就无须额外添加脂肪和油。

- 蛋白质：所有部位的肉都允许食用——排骨、烤肉、牛排、肉糜、香肠（无糖或淀粉填充剂）、培根、禽肉、内脏。

- 海鲜：允许罐头鱼（金枪鱼、鲑鱼、沙丁鱼、鲭鱼），避免模拟海产品。

- 如果你想减少体内脂肪，请谨慎使用添加的脂肪和油，享受动物肉、鸡蛋、海鲜、禽肉和奶酪中的天然脂肪。如果你有健康问题，但没有超重，可以适量增加脂肪和油的摄入量。

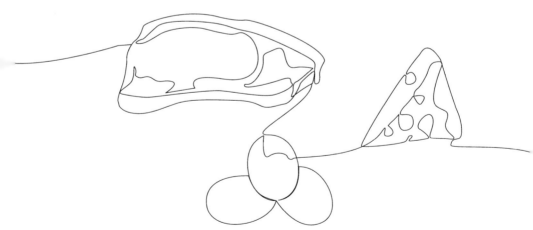

改变生活饮食法阶段二食物清单

食物类型	食用量	食物品种
蛋白质	随心所欲地吃，直到吃饱但不撑	牛肉、猪肉、羊肉、鸡肉、鸭肉、鸡蛋（包括蛋黄）、有鳍鱼、贝类（牡蛎和蛤蜊除外）、其他动物蛋白
沙拉蔬菜	每天最多4杯（未烹饪时称量）	芝麻菜、白菜、卷心菜、牛皮菜、香葱、莴苣、绿叶菜（甜菜、羽衣甘蓝、芥末和芜菁等）、生菜、欧芹、菊苣、萝卜、大葱、菠菜、豆瓣菜
非淀粉类蔬菜和阶段二蔬菜	每天最多2杯非淀粉类蔬菜或每天1杯非淀粉类蔬菜加1杯阶段二蔬菜（未烹饪时称量）	• 非淀粉类：洋蓟、芦笋、西蓝花、抱子甘蓝、花椰菜、芹菜、黄瓜、茄子、茴香、四季豆、豆薯、大头菜、韭菜、蘑菇、秋葵、洋葱、青椒、南瓜、大黄、胡葱、荷兰豆、芽菜（豆芽和苜蓿芽）、蜜豆、番茄、西葫芦 • 阶段二蔬菜：甜菜、胡萝卜、芜菁、萝卜、冬南瓜、胡桃、笋瓜等
奶酪	每天最多110克	所有品种的奶酪均可——陈年、新鲜、软质、硬质（对于再制奶酪产品，阅读标签上的碳水含量）
添加脂肪和油类	每天最大量	• 蛋黄酱：2餐匙 • 黄油、酥油、油、高脂稀奶油、酸奶油：3餐匙 • 油基沙拉酱：2餐匙
限量食物	每天最大量	• 酱油：3餐匙 • 油梨：1个 • 橄榄：12个
调味品	见备注*	芥末、醋（少使用意大利黑醋）、不加糖的辣酱、莎莎酱、无糖番茄酱、低碳水沙拉酱（注意总脂肪）、柠檬或青柠汁、新鲜或干燥的香草和香料
零碳水零食	合理范围内不限量	猪皮、无糖水果味明胶、意大利辣香肠或萨拉米香肠、煮鸡蛋、无糖牛肉干
水果	每天半杯浆果或一个中小果	杏子、黑莓、蓝莓、蔓越莓（新鲜、不加糖、非干制）、桃子、李子、覆盆子、草莓
坚果和种子	每天50克	所有坚果和种子均可（少吃高碳水品种：花生、腰果、开心果）
乳制品	每日最大量*	• 不加糖原味酸奶或无糖风味酸奶：1杯 • 农家奶酪：1杯 • 意大利乳清奶酪：1/2杯
低碳水谷物制品	见备注*	低碳水和高纤维脆饼、薄饼干、卷饼、烤饼

* 每天所有食物的碳水总量控制在50克以下。

注意事项：

- 食用量是限额而不是每天要达到的最低量。

- 这些是允许的食物，而不是必需的食物。如果你不想吃绿叶菜和非淀粉类蔬菜，可以不吃。如果你对动物肉、禽肉、奶酪等天然脂肪感到满意，就无须额外添加脂肪和油。

- 蛋白质：所有部位的肉都允许食用——排骨、烤肉、牛排、肉糜、香肠（无糖）、培根、禽肉、内脏。

- 海鲜：允许罐头鱼（金枪鱼、鲑鱼、沙丁鱼、鲭鱼），避免模拟海产品。

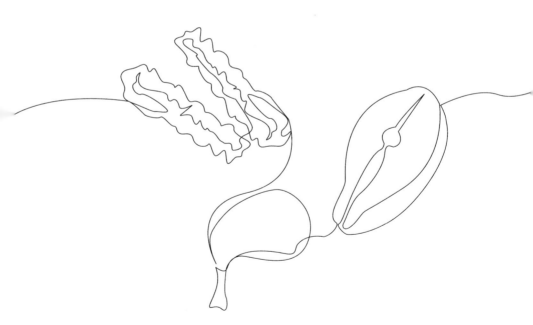

改变生活饮食法阶段三食物清单

食物类型	食用量	食物品种
蛋白质	随心所欲地吃，直到吃饱但不撑	牛肉、猪肉、羊肉、鸡肉、鸭肉、鸡蛋（包括蛋黄）、有鳍鱼、贝类、其他动物蛋白
沙拉蔬菜	不限量	芝麻菜、白菜、卷心菜、牛皮菜、香葱、莴苣、绿叶菜（甜菜、羽衣甘蓝、芥末和芜菁等）、生菜、欧芹、菊苣、萝卜、大葱、菠菜、豆瓣菜
其他蔬菜	不限量	洋蓟、芦笋、油梨、甜菜、西蓝花、抱子甘蓝、胡萝卜、花椰菜、芹菜、黄瓜、茄子、茴香、四季豆、豆薯、大头菜、韭菜、蘑菇、秋葵、橄榄、洋葱、芜菁、青椒、南瓜、大黄、胡葱、荷兰豆、芽菜（豆芽和苜蓿芽）、蜜豆、番茄、萝卜、胡桃、笋瓜、西葫芦
淀粉类根茎蔬菜	每天一个中大果或等量的一份	红薯、土豆、山药、木薯
奶酪及其他乳制品	如担心体重，请节制高脂乳制品	• 所有品种的奶酪均可——陈年、新鲜、软质、硬质：140 克 • 不加糖或无糖风味酸奶：1~2 杯 • 农家奶酪：1~2 杯
添加脂肪和油类	每天最大量（如担心体重，请减量）	• 蛋黄酱：3 餐匙 • 黄油、酥油、油、高脂稀奶油、酸奶油：4 餐匙 • 油基沙拉酱：4 餐匙
调味品	见备注*	芥末、醋、不加糖辣酱、莎莎酱、无糖番茄酱、沙拉酱、柠檬或青柠汁、新鲜或干燥的香草和香料
零碳水零食	合理范围内不限量	猪皮、无糖水果味明胶、意大利辣香肠或萨拉米香肠、煮鸡蛋、无糖牛肉干
水果	见备注*	所有水果均可（最好是新鲜的完整水果，而不是水果罐头或果干）
坚果和种子	每天 110 克	所有坚果和种子均可
豆类、豆科植物、干豆	1~2 杯*	所有豆类、豆科植物和干豆：毛豆、鹰嘴豆、青豌豆、扁豆、利马豆、腰豆、海军豆、黑豆等。
谷物	1~2 杯*	高粱、大麦、荞麦、玉米、小米、燕麦、藜麦、大米、小麦、其他谷物

* 每天所有食物的碳水总量控制在 150 克以下。

注意事项：

- 阶段三允许糖以外的任何食物。将当天的碳水摄入总量保持在150克以下。如需要，可在训练量大的日子摄入更多碳水。

- 食用量是限额而不是每天要达到的最低量。

- 这些是允许食用的食物，而不是必需的食物。如果你不想吃大量蔬菜，就不吃。如果你对动物肉、禽肉、鸡蛋、奶酪等天然脂肪感到满意，则无须额外添加脂肪和油。

- 蛋白质：所有部位的肉都允许食用——排骨、烤肉、牛排、肉糜、香肠（无糖）、培根、禽肉、内脏。

- 海鲜：允许罐头鱼（金枪鱼、鲑鱼、沙丁鱼、鲭鱼），避免模拟海产品。

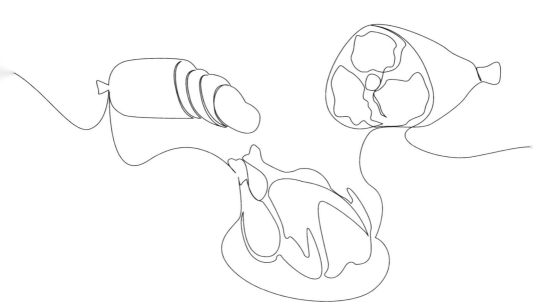

致谢

　　这本书的封面上有两个作者名，但大家不要因此认为本书全是我们二人的功劳。赋予我们能力写这本书的教育和经验并不是凭空产生的。我们都要感谢无数人，包括我们的导师、同事和老师，他们的智慧和指导帮助我们塑造了职业生涯和个人健康之旅。

　　有几个名字立即浮现在脑海中：医学博士史蒂夫·菲尼，博士杰夫·沃莱克，医学博士迈克尔·伊德斯，医学博士玛丽·丹·伊德斯，博士理查德·费曼，医学博士理查德·伯恩斯坦，医学博士罗恩·罗斯代尔，医学博士小威廉·扬西。还有太多人无法一一列举，他们都为当前的研究奠定了基础，其中大部分人一直发挥先锋作用。进一步讲，这个基础是建立在乔治·卡希尔、理查德·维奇和其他科学家的早期工作之上的，他们阐明了关于酮体和生酮作用的生化和生理机制。这些无畏的研究人员和临床医生充满勇气和科研诚信，在各种意义上挑战谷物，质疑长期存在的"限制饱和脂肪酸或胆固醇"这一主流建议的有效性。

　　有两位医生值得特别肯定，他们因大胆提出减少碳水的安全性和对健康的益处，而面临法律诉讼或专业审查。医学博士、教授提摩西·诺克斯和医学博士盖瑞·菲特克的情况引起了国际性关注，使无数人了解到碳水限制及其对健康和生活质量的种种益处。我们和低碳水社区的其他成员希望，两位医生和亲人面对的沉重负担、情感代价，以及职业和个人生活长期遭受的干扰能够减少。

我们也要感谢我们治疗过的患者和合作过的客户。你们在生酮和低碳水饮食方面的经验与课本、论文教给我们的一样多，甚至可能更多。了解生理学和生化机制至关重要，但同样重要的是了解如何将这些转化为可以付诸实践的常识性建议。事实上，"以患者为师"改变了韦斯特曼博士的职业生涯，让他从普通内科转到生酮医学，再转到肥胖和 2 型糖尿病领域。二十多年前，北卡罗来纳州达勒姆退伍军人事务医疗中心的两名患者通过遵循低碳水饮食（具体来说就是阿特金斯饮食）大幅减重，并且与血糖和心血管相关的指标显示出令人印象深刻的改进，这激起了韦斯特曼博士的好奇心。

医学和营养学以外的专业人士也阐明了限制饱和脂肪酸和胆固醇这种建议的可疑来源，并强调以复合碳水作为健康饮食的基础。记者尼娜·泰丘兹（《关于脂肪的大意外》的作者）和加里·陶布斯（《好卡路里，坏卡路里》和《生酮案例》的作者）以及护士贝琳达·菲特克表明了政治、宗教和经济在饮食科学上发挥的重要作用。这项工作能够对人们起到与面见医生同样重要的教育作用。

非专业人士的努力同样重要，他们分享自己非凡的低碳水转变过程并为其他人提供支持和建议。知道做什么和实际去做之间存在鸿沟。这些人用菜谱、鼓励、教育、爱，以及最重要的共情和理解，在鸿沟之上架起了桥梁。社交媒体上充满了这种转变和心存大爱的故事，其中有几位主人公在我们的职业生涯和个人生活中发挥了重要作用，值得特别提及。我们要向凯西·杜兰戈、泰勒·卡莱特、克里斯蒂·苏利文、吉米·摩尔、戴克曼、卡尔·富兰克林、理查德·莫里斯、格伦、耶尔·芬克尔、丽莎·贝克、道格·雷诺兹、潘姆·迪万，以及许多未能一一提及的人致谢。珍妮·高尔·绍特为此书提供了部分插图，在此特别感谢。珍妮的艺术作品为本书赋予了生命，感谢她与我们和读者分享她的天赋。

虽然有些低碳水和生酮饮食的潜在应用超出了本书的范围，但我们认可其他研究者和临床医生激动人心的成果，尽管他们的专长不在减重、2型糖尿病和代谢综合征领域。虽然新的研究仍处于初始阶段，但它表明酮体或生酮饮食可能对罕见病或难治病有潜在的治疗效果，例如糖原贮积症、大脑性瘫痪、脂肪水肿、淋巴水肿、偏头痛、阿尔茨海默病、帕金森病以及精神分裂症、双相障碍、抑郁症等精神疾病。代谢性精神病学这一迅速发展的领域可能为成千上万患有药物难以治愈的精神疾病的人带来福音。

最后，我要感谢已故的医学博士罗伯特·阿特金斯，以及他在阿特金斯补充医学中心的长期合作伙伴——注册护士杰姬·埃贝斯泰。阿特金斯博士是对的。虽然他没能亲眼见到自己成功的碳水限制方法获得正式的科学验证，并被医学专业人士广泛接受，但他钟爱的韦罗妮卡和杰姬亲眼见证了这一切。这两位继续传播阿特金斯博士的理论，教育新一代的医学和营养学专业人士及患者，使他们了解一个简单的饮食变化可以带来改变生活的效果。我们希望能在杰姬和韦罗妮卡的引领下，继续发扬阿特金斯博士的遗产，帮助人们通过享受美味恢复健康、改善生活。